生命《いのち》の旅、シエラレオネ

加藤寛幸

Hiroyuki Kato

集 英 社

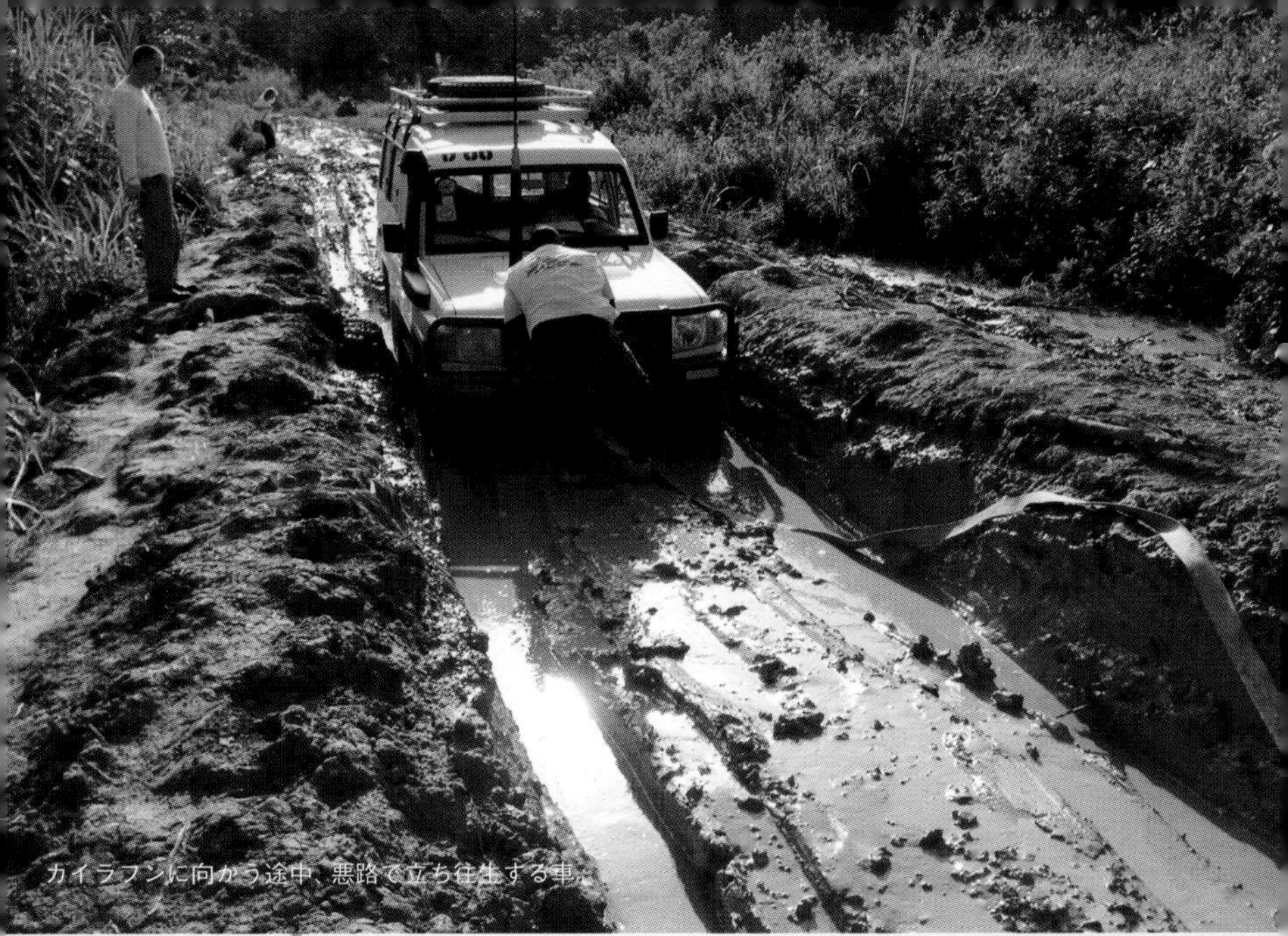

カイラフンに向かう途中、悪路で立ち往生する車。

カイラフンのエボラ治療センター。（2014年8月撮影）　© Magali Deppen/MSF

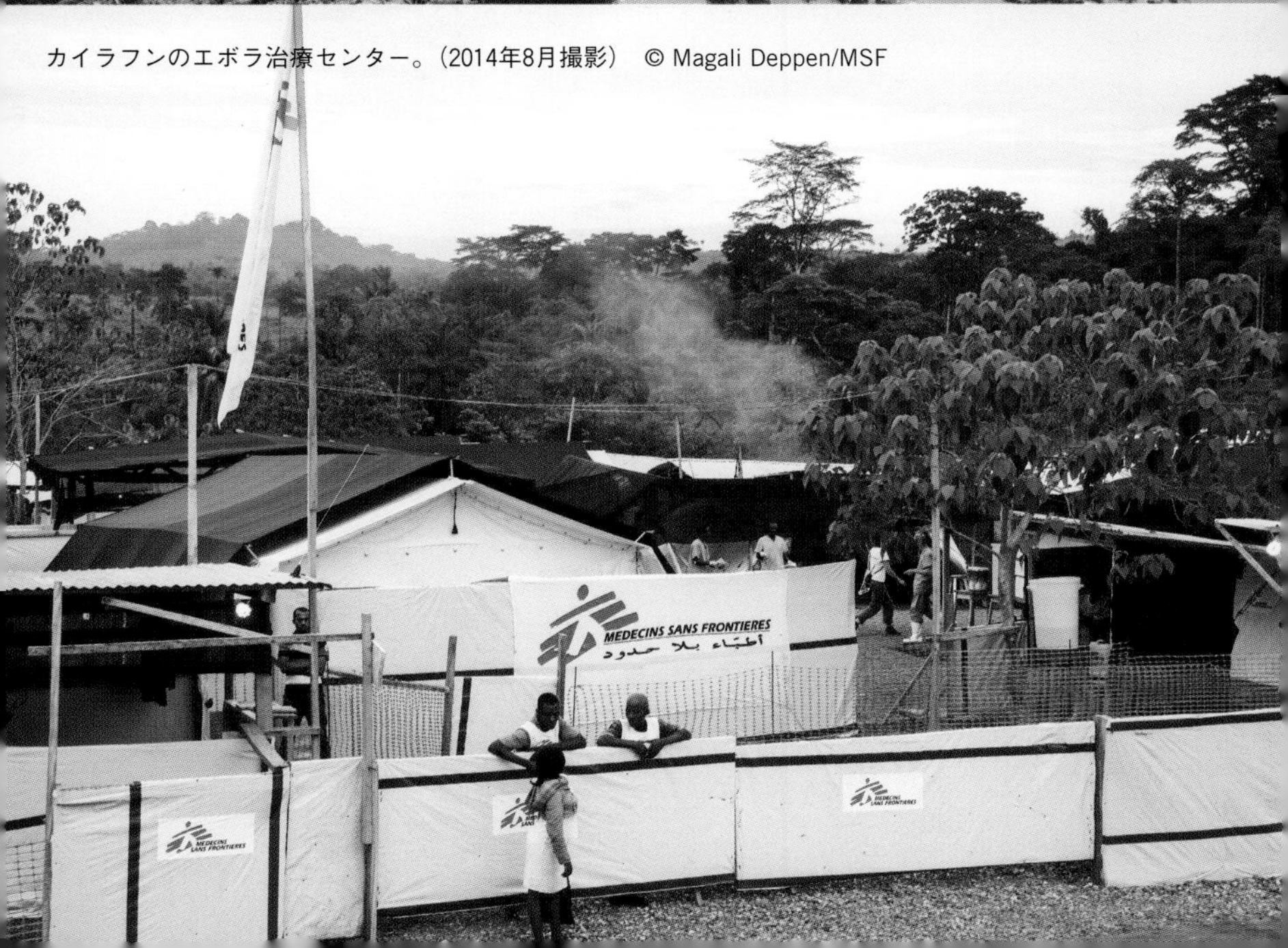

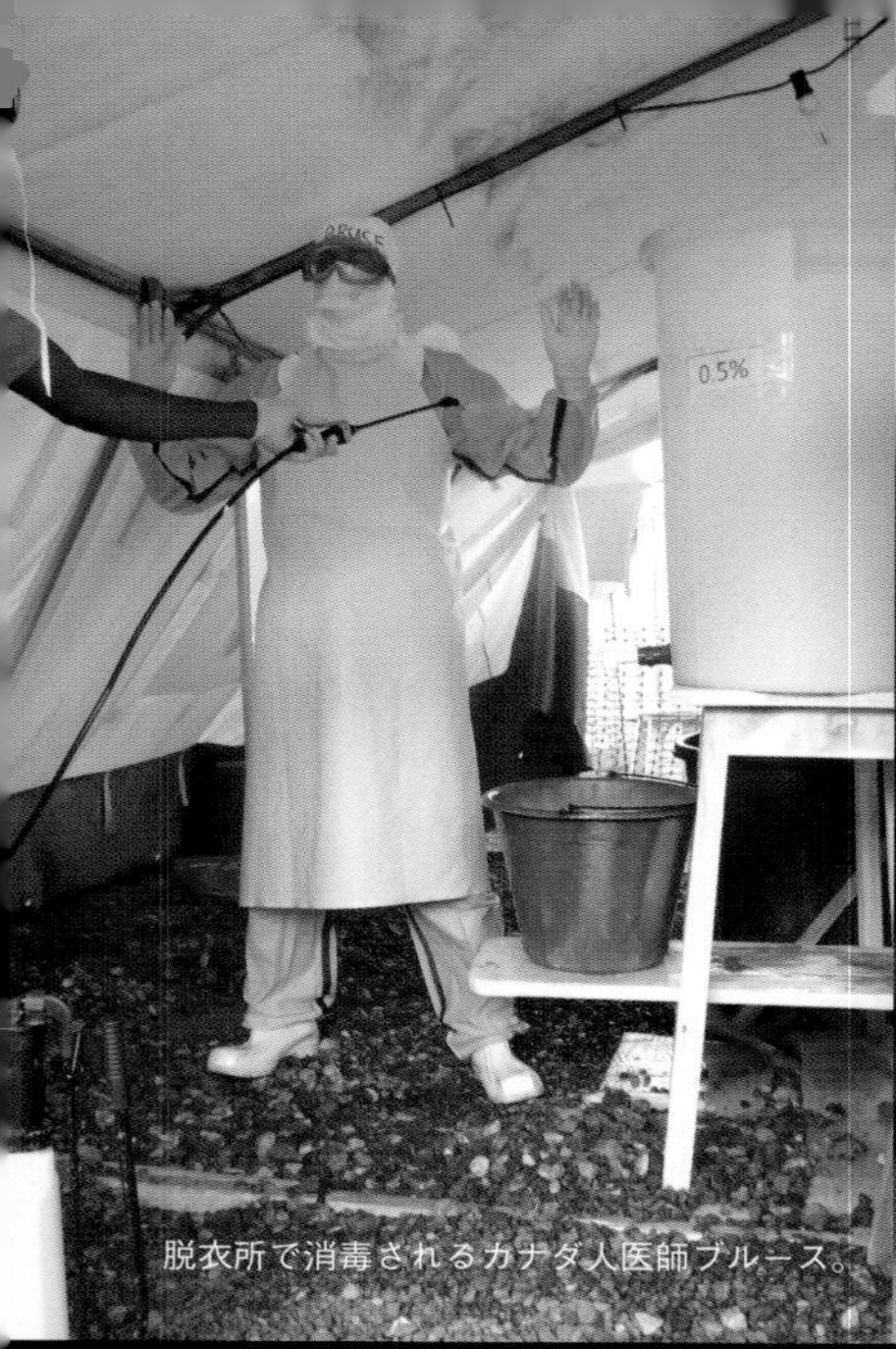

脱衣所で消毒されるカナダ人医師ブルース。

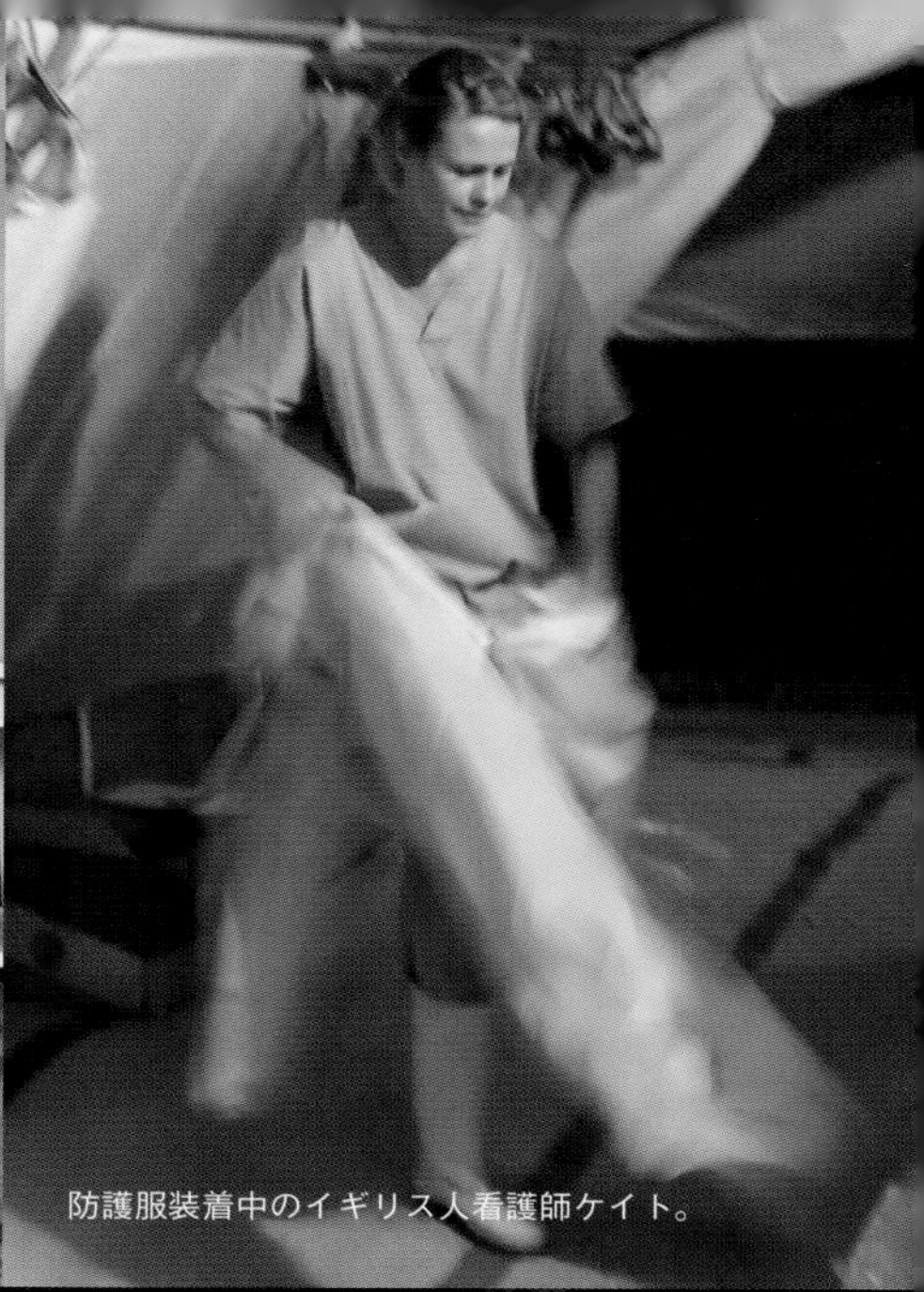

防護服装着中のイギリス人看護師ケイト。

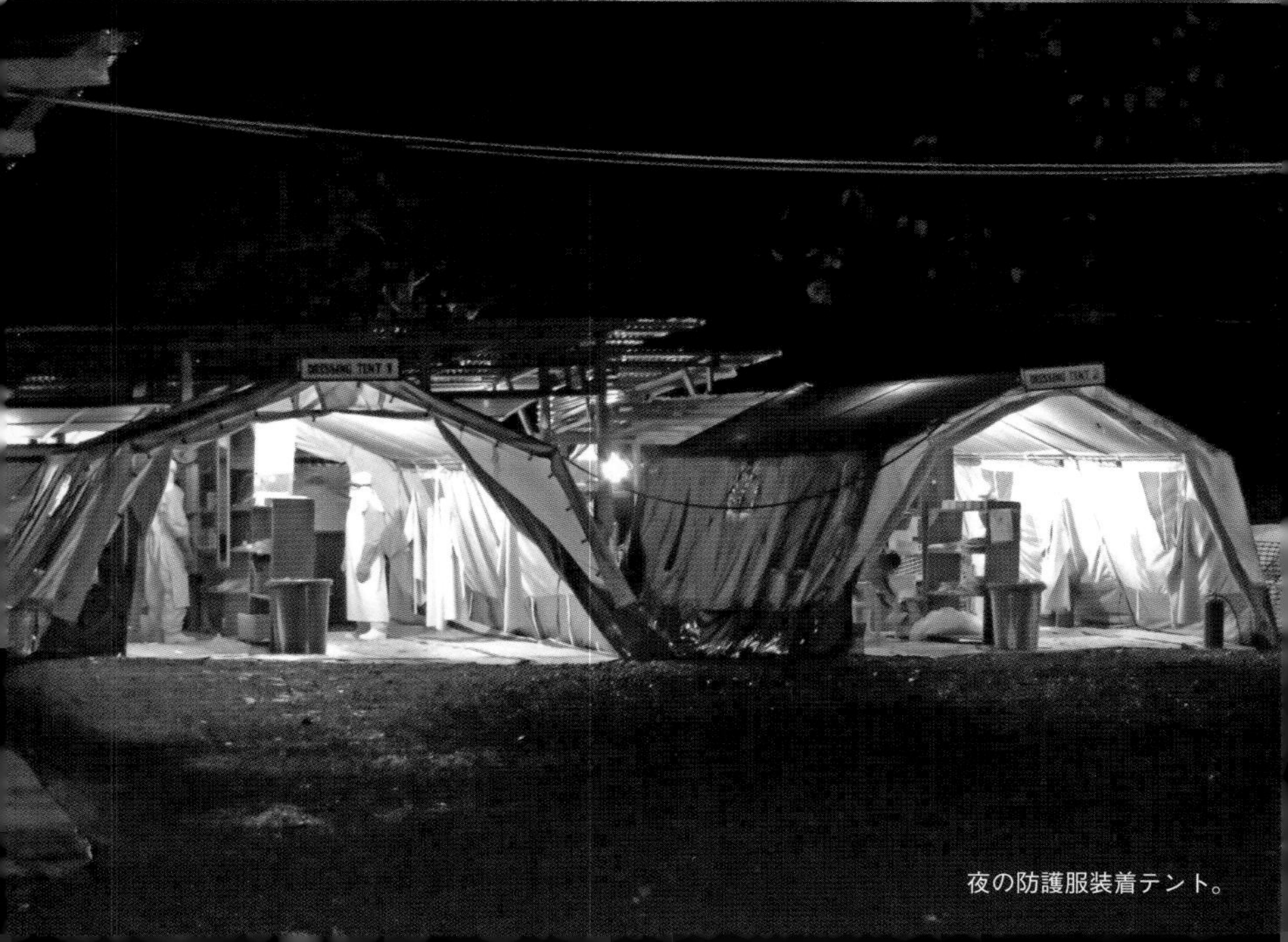

夜の防護服装着テント。

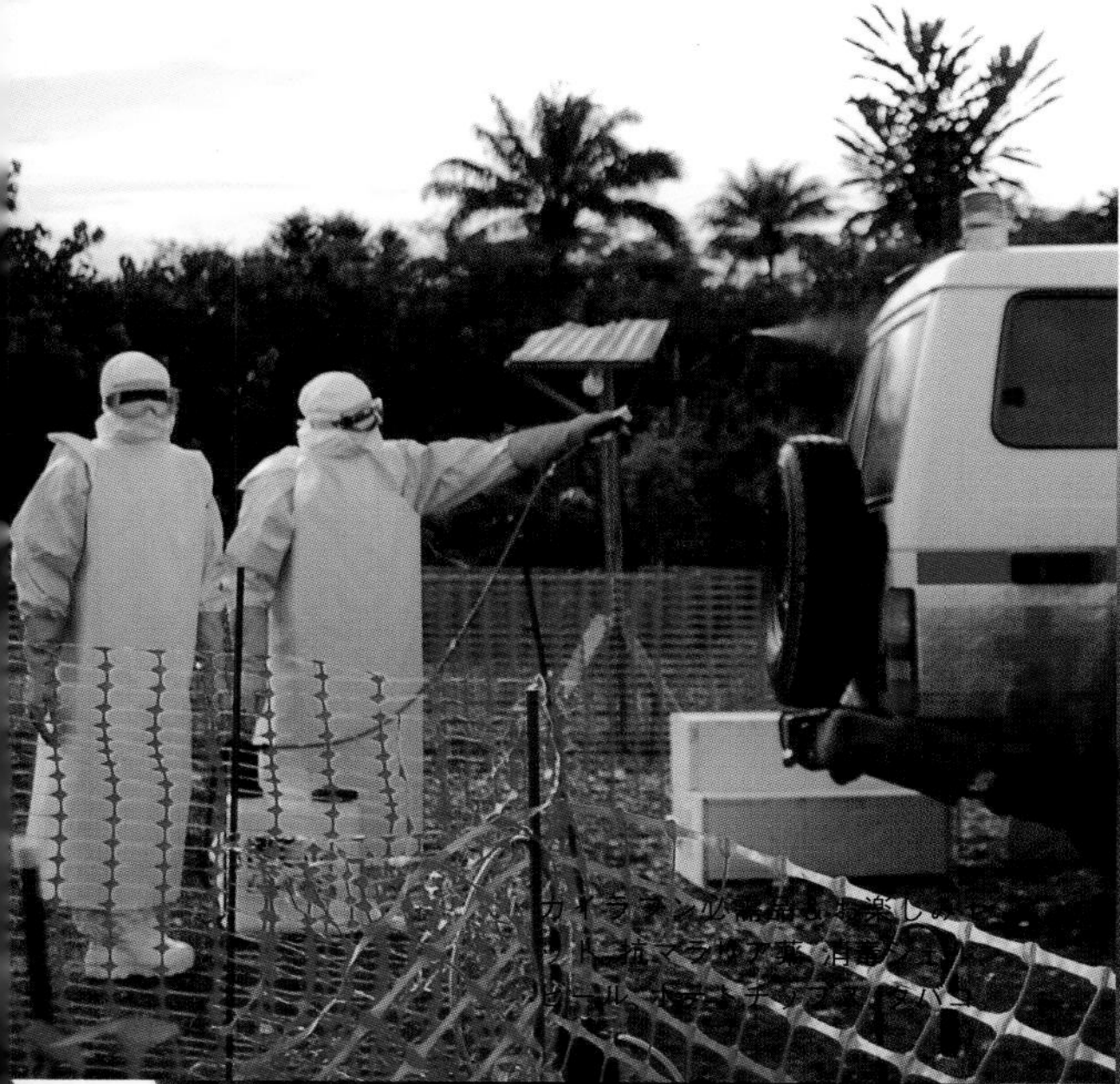

救急車を消毒するスタッフ。
(2014年10月撮影)
©Fathema Murtaza/MSF

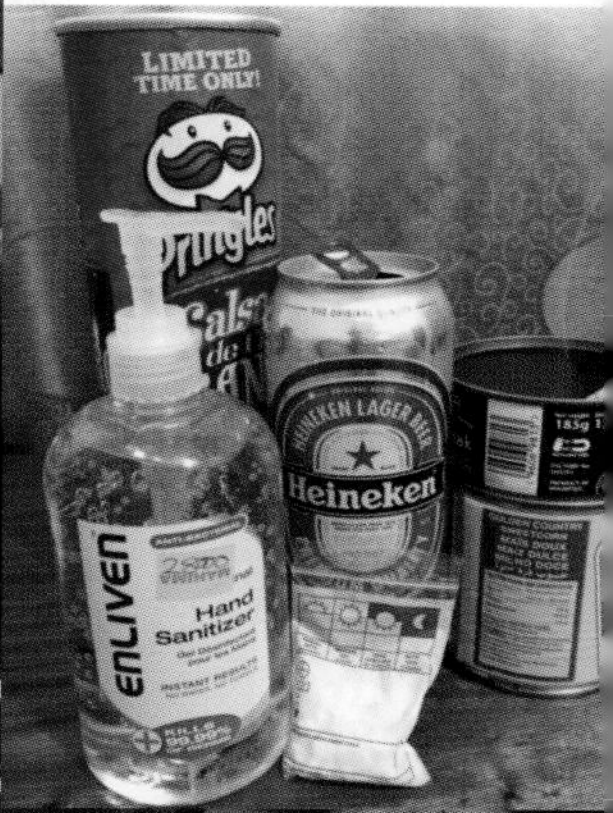

カイラフン必需品＆お楽しみセット。抗マラリア薬、消毒ジェル、ビール、ポテトチップス、タバコ。

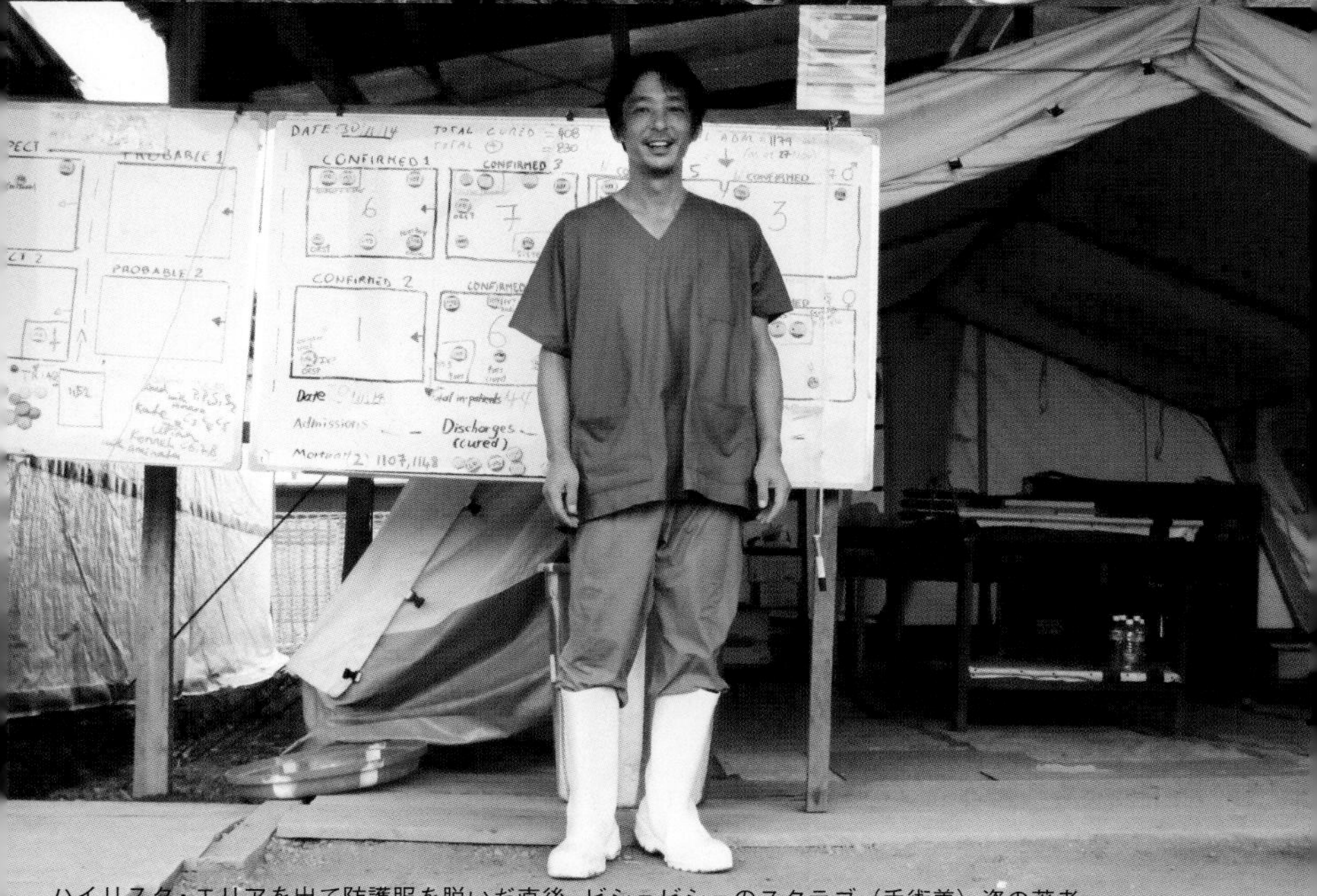

ハイリスク・エリアを出て防護服を脱いだ直後、ビショビショのスクラブ（手術着）姿の著者。

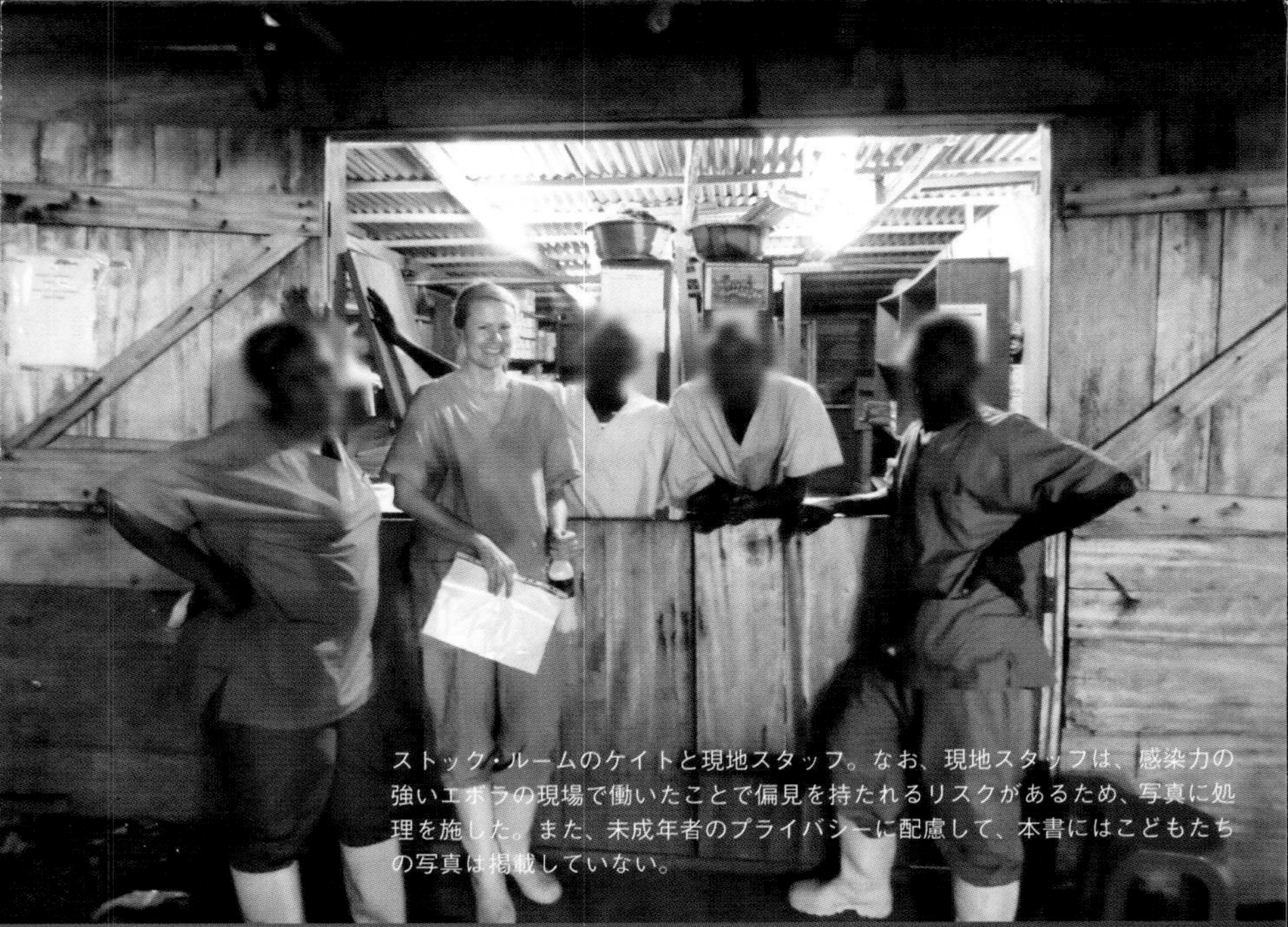

ストック・ルームのケイトと現地スタッフ。なお、現地スタッフは、感染力の強いエボラの現場で働いたことで偏見を持たれるリスクがあるため、写真に処理を施した。また、未成年者のプライバシーに配慮して、本書にはこどもたちの写真は掲載していない。

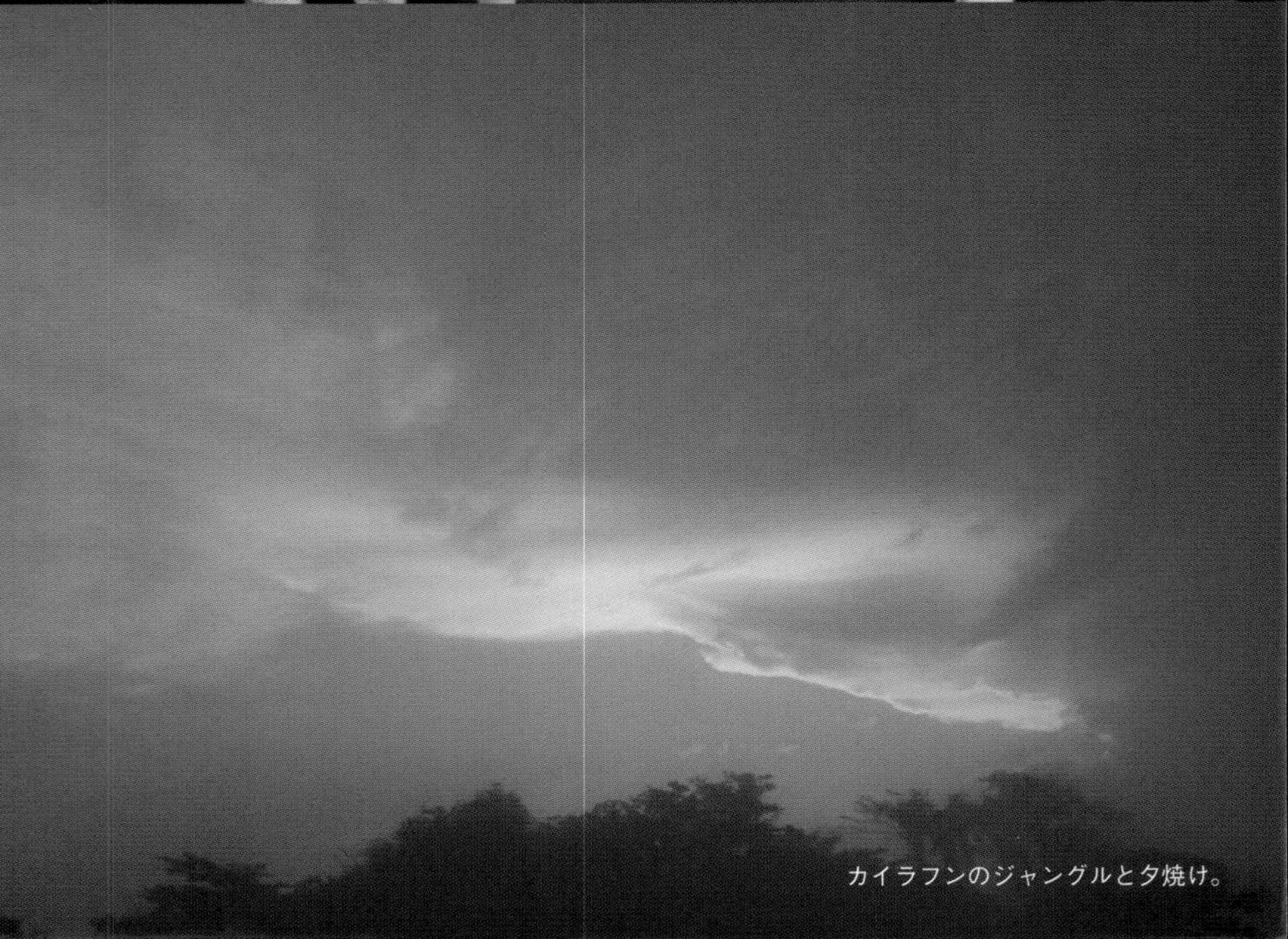

カイラフンのジャングルと夕焼け。

最愛の敬介、千慈、直介へ
そして、ソリー、イサトゥ、サオムサへ
この本を捧げる

目次

第4章 175

ギニア
コナクリ
カンビア
トンコリリ県
フリータウン
カイラフン
マグブラカ
ボー
ケネマ
シエラレオネ
リベリア
モンロビア
0
200km
地図制作　タナカデザイン

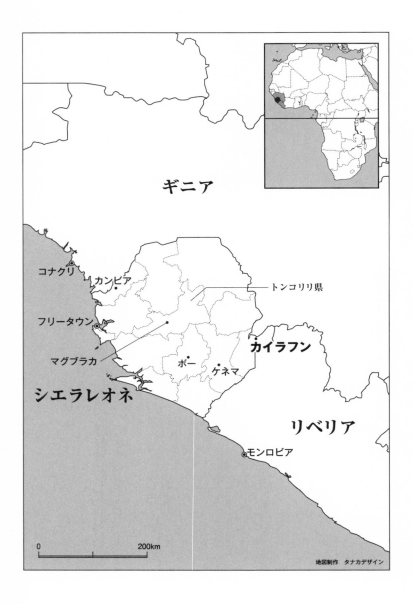

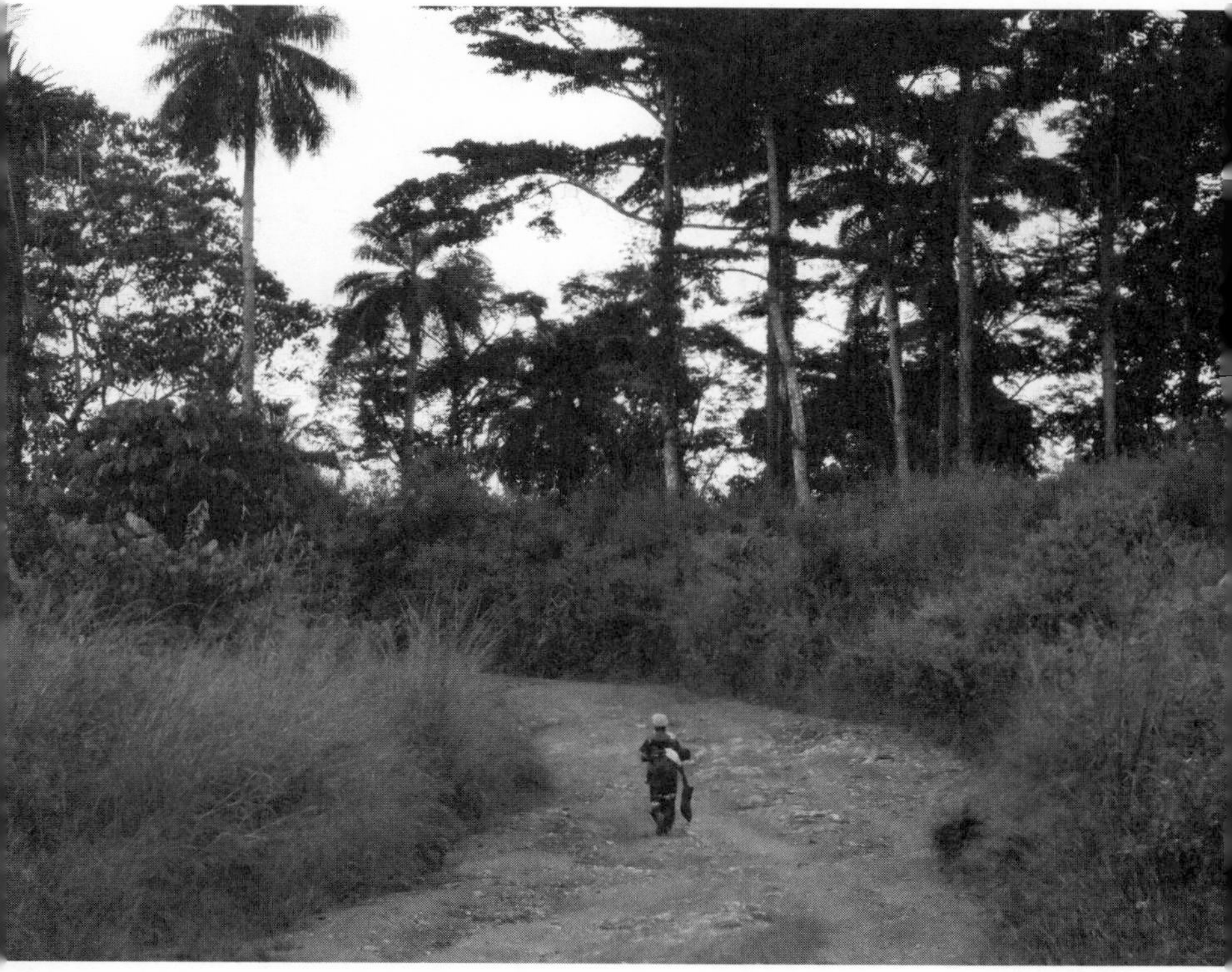

カバー写真、クレジットのない写真撮影：加藤寛幸
装丁：川名潤

第1章

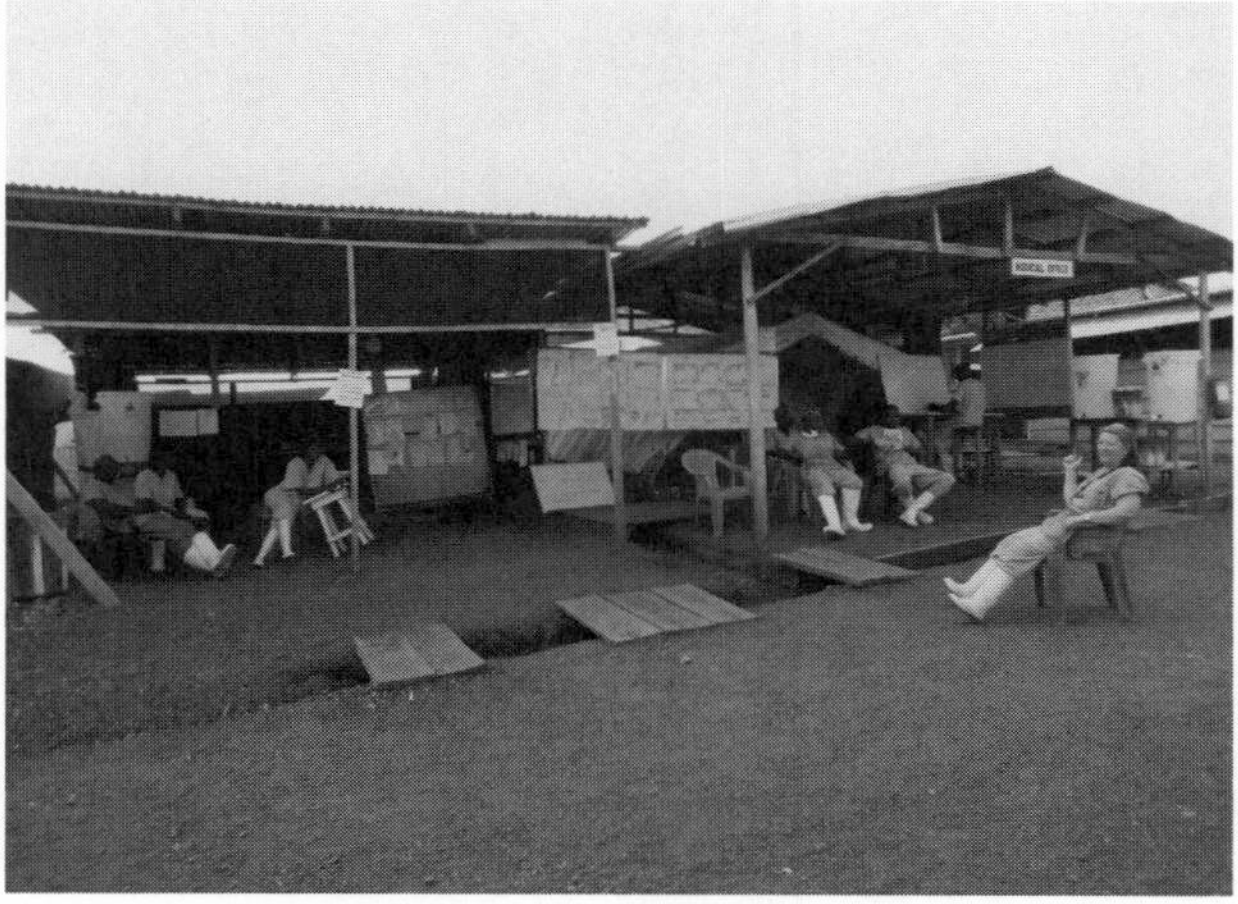

エボラ治療センター、メディカル・オフィス前の
カナダ人看護師ナンシーと現地スタッフ。

1　入国

ボートは轟音を立てながら、飛び跳ねるように夜明け前の海面を突き進んでいた。シエラレオネ共和国のルンギ国際空港に到着したのは、二〇一四年一一月一〇日の午前三時過ぎ。モロッコ・カサブランカでのトランジットを含めるとオランダのアムステルダムを発ってからおよそ一二時間が経過していた。空港から首都フリータウンまでの移動手段は、小型のモーターボートだ。

疲れと眠気でぼんやりしたままオレンジ色のライフベストを着せられ、押し込まれるようにしてボートに乗り込んだ。ボートは夜の闇を切り裂くように猛烈な勢いで進んでいた。その凄《すさ》まじい音と振動に、眠気を忘れて恐怖心をおぼえているのは僕だけではないはずだが、怖いからといってどうすることもできない。皆、諦めにも似た思いで目を閉じているように見えた。

＊

数カ月前の記憶が蘇ってきた。二〇〇七年から静岡県立こども病院の小児救急センターに勤めていた僕は、それまでほとんど使うことがなかった有給休暇に加えて、一週間のボランティア休暇、さらには、出発前の半月と帰国後の半月の勤務を全て夜勤（一六時間勤務）にすることで捻出した約一カ月の休みを合わせて取ることで、二〇一四年五月から八月までの三カ月間、国境なき医師団のメンバーとして南スーダン共和国の活動に参加した。二〇一一年の東日本大震災以来の久しぶりの活動でもあり、満を持しての参加だった。

年間総活動費が二一〇〇億円を超える国境なき医師団の活動の中でも有数の大規模な活動のメディカル・チームリーダー（MTL：医療活動全体の責任者）を任されたこともあり、意気揚々と南スーダンに乗り込んだのだ。だが、結果は惨憺《さんたん》たるものだった。

連日押し寄せる数百人にも及ぶマラリア患者、年間六〇〇〇件の分娩《ぶんべん》、周辺地域から搬送されてくる紛争による外傷患者、バタバタと死んでいくこどもたち、その全てに翻弄されるばかりで、正直言えば何もできずにシッポを巻いて逃げ帰ったようなものだった。

スーダンは、二〇〇三年に僕が初めて国境なき医師団の活動に参加した思い出深い国なので、久しぶりの活動参加が、スーダンから二〇一一年に独立した南スーダンであることには、少なからず縁を感じていた。しかしながら、現実はそんな悠長なことを言っていられるものではなかった。南スーダンのあまりにも過酷な状況を目の前に突きつけられ、「お前なんかの手に負える国ではない」と叩《たた》きのめされたように感じた。

帰国後は、翌日から連日の夜勤が始まり、疲れや眠気があるはずなのに、仕事を終えて家に帰っても眠れない日が続いた。眠ろうと酒を飲んでもまんじりともせず朝を迎え、食事も喉を通らなかった。同僚が、「痩せたというより、やつれたね」と話しているのを耳にした。

国境なき医師団日本事務局とのデブリーフィング（活動終了後に行われる、報告と相談のためのミーティング）で、体調や精神面の問題の有無を問われ、ミッション（活動）に何度も参加した経験や医師であるという自負から、「相談しなければならないような問題は特にない」と回答した。

だが、あとになって考えれば、あの時の状態は、紛れもないPTSD（心的外傷後ストレス障害）

であったように思う。眠れず、食べられない日々は続き、昼間でもブラインドを閉めきって酒を飲むような毎日だった。そして、いつの頃からか、死にたいという思いが僕の頭をよぎるようになっていた。

同僚や友人に南スーダンの状況を聞かれると、僕はこう答えた。
「They have nothing.（彼らは何も持っていない）」と。

三〇年以上にわたる紛争により、彼らは、医療はもちろんのこと、教育も家も家族も、そして生きる気力さえも失っているように感じられた。

国境なき医師団を志して二〇年、活動に参加するようになってからでも一〇年以上の時間がたっていた。家族、日本での仕事、国境なき医師団の活動の三つのバランスを取りながら、自分のペースで活動に関わっていこうと考えていた僕だったが、南スーダンから帰国後、そのあまりの惨状に頭が混乱し、どうしていいかわからない状況に陥っていた。

家族、日本での仕事と国境なき医師団の活動のバランス？
果たしてそんなのんきなことを言っていていいのだろうか。今この瞬間も、何も持たない南スーダンの人々は生命の危機に瀕している。それなのに僕は、日本での仕事をこれも大切だと自分に言い聞かせながら続け、家族のためにと家を建て、中古とはいえ高級外車に乗って通勤するような生活をもう何年も続けていた。

帰国して約二ヵ月、悩んだ末に静岡県立こども病院を辞職した。というより、すでに、肉体的、精神的に仕事を続けられる状態ではなかった。大きな車を売って小さなオンボロ中古車を購入した。長年、わだかまりを抱えていた妻と離婚した。そして、生きていく糧《かて》を得るためだけに夜間の救急当直のアルバイトを始めた。アルバイトから帰ると、必死に酒を飲んで眠りにつくという生活が続いた。

アルバイトを始めて一ヵ月が過ぎようとした頃、国境なき医師団からエボラウイルス病対応のためのシエラレオネへの派遣要請が来た。果たして今の自分に責任を果たせるのか、そんな不安が脳裏をよぎったが、悩んだ末に僕は活動への参加を決めた。与えられ、今も生かされているこの命を、少しでも有効に使えるのであればと。

＊

遠くに見えるフリータウンの灯《あか》りを見ながら、ここに至るまでの数ヵ月を思い返していた。この数ヵ月で、これまで大切にしてきたもの、必死に守ろうとしてきたもののほとんどを投げ出した。人生の目標を見失い、生きることへの疑問を感じながら過ごした日々だった。

波がぶつかるたびに小さなボートは大きな衝撃とともに跳ね上がった。エボラ感染が拡《ひろ》がるフリータウンの街が目の前に迫っていた。僕はもう後戻りできないことを悟った。

2　夜明け

ボートは暗闇の中を二〇分ほど疾走すると、徐々に速度を落とし始めた。すると、しぶきに濡れた窓越しに、自分たちの乗るボートが、多くの船が停泊している港の中の狭い隙間をすり抜けるように進んでいることがわかった。ボートを操縦する人たちにとっては庭のようなものかもしれないが、たとえそれが暗いせいでそう感じられるとしても、通り過ぎていく船との距離のあまりの近さに肝を冷やした。ボートがエンジンを止めて惰性に任せて進むようになって、僕はようやく胸をなでおろした。ボートが横付けされたのは、木製の小さな船着き場だった。自分の荷物を受け取ると、軋《きし》む桟橋を歩き、駐車場に向かった。

同行しているのは、アムステルダムでトレーニングをともにしたカナダ人医師のブルース、日本人の彼女がいると話してくれたイギリス人アドミニストレーター（人事、財務、総務などの担当）のトリスタン、それからカナダ人ロジスティシャン（医薬品に限らず、あらゆる物資の管理・供給から、電気、水道工事、車両の整備まで担う）のクリス、オーストラリア人の精神科医ケイトの四名だったが、誰も口を開こうとはせず、無言で歩いていた。

駐車場の隅には、闇の中で、街灯のわずかな光にぼんやりと照らし出されたＭＳＦのロゴが待っていた。ＭＳＦとは、国境なき医師団を意味するフランス語、Médecins Sans Frontières の頭文字を取ったもので、そのロゴは、私たちの想いを象徴する、患者さんのもとへ走って駆けつける人をかたどった〝ランニング・パーソン〟である。

ＭＳＦの活動で現地入りする場合、治安の悪い地域も多いことから、ほとんどの場合、ＭＳＦの車でＭＳＦのスタッフが空港や港まで迎えに来てくれる。フリータウンに到着したのはまだ夜明け前だったが、一二時間の移動と暗闇のクルージングのあとに、ＭＳＦのロゴを見つけて救われたような気がしたのは、僕だけではなかっただろう。

人数を確認すると、現地スタッフのドライバーは無言で車を出した。エボラ対応が始まって以来、毎日のように、夜明け前に現地入りするスタッフを迎えに来ているのだろうか。ドライバーの横顔にも疲れがにじんでいた。

動き出した車は、これが首都かと目を疑うほどのひどいデコボコ道をゆっくりと上ったり下ったりしながら二〇分ほど進んだ。

アフリカの国々では、夜明け前の暗い時間から歩いて仕事に向かう人々の姿を目にすることも珍しくないが、エボラ流行の影響なのか、それともただ夜明け前だからなのか、通りを歩く人を一人として目にすることはなかった。

少し広い通りに出て急な坂道を上ると、ＭＳＦのロゴが描かれた大きな鉄の扉の前に到着した。ドライバーがクラクションを鳴らすと、扉に付いた小さな窓が開き、守衛の男がＭＳＦの車であることを確認すると、のそのそと両開きの鉄の扉を開けた。ドライバーがその動きにイライラしているのが見て取れる。

エボラ患者の診療に直接当たっているスタッフだけでなく、ドライバーや守衛を含めて、この国で活動するスタッフ全員に疲れがたまってきているであろうことが容易に想像された。

着いたところは白く塗られた洋館で、エボラ以前はＭＳＦの事務所だったようだが、エボラの活動でシエラレオネに入ってくるスタッフが増えたために、一部を宿舎として使っていた。外階段を上がっていくと、車の音を聞きつけたのか、玄関に一人の女性が出てきた。「握手やハグはできないけど、ようこそフリータウンへ」と笑顔で迎え入れてくれる。フランス人によって設立されたＭＳＦでは、スタッフどうしはフランス式にハグやキスで挨拶するのが常だが、エボラが蔓延するここシエラレオネでは、国中でNo《ノー》 Touch《タッチ》 Policy《ポリシー》が徹底されていた。つまり、キスやハグはもちろん、握手を含めて、身体の接触は一切禁止されていた。ＭＳＦも、もちろん例外ではない。

それでも、彼女の穏やかな表情と言葉は、疲れと苛立《いらだ》ちを隠そうとしないドライバーや守衛を見ていた僕たちの気持ちをなごませてくれた。彼女とて毎日のように海外からのスタッフを迎え入れなければならず、疲労がたまっていても不思議はないのだが、その笑顔に皆、救われた思いだった。

十数時間の移動などＭＳＦでは珍しいことではないが、だからといって疲れていないわけではない。それでも、「疲れた」と口にする者はいない。長年ＭＳＦの活動に参加してきた経験から、皆同じように疲れていると知っているからかもしれない。あるいは、どうしようもない状況に直面することの多いＭＳＦの活動を通して、言っても仕方のないことを口にしないという、省エネモードが身についているのかもしれない。

ようやく明るくなり始めたテラスに通された僕たちは、テラスから見えるフリータウンの景色に目を瞠《みは》った。小高い丘の上に立つその洋館からは、フリータウンの港を見下ろすことができた。うっすら白みつつある夜明け前の海は静かに凪《な》いでいて、エボラ騒動とは無縁のように感じられた。その一方で、眼下の家々の多くはまるで建築中のようにあちらこちらが壊れていたり、崩れたりしていて、この国の貧しさを突きつけられるようだった。元々豊かとはいえないこの国の未来に、果たしてエボラはどれほどの大きな影響を及ぼすことになるのだろう。

出迎えてくれたのは、フリータウンの事務局で人事を担当しているオランダ人アドミニストレーターの女性だった。彼女は僕たち全員のパスポートを預かると、その代わりとでもいうように、一人ひとりにシエラレオネでの活動と生活に関する注意書きが記された書類を配り、台所に行って、紅茶を用意して戻ってきた。渡された書類には一般的な注意事項が書かれていた。ノー・タッチ・ポリシー、体調管理の重要性、同意なしに患者やその家族の写真を撮ってはならないこと、緊急時の連絡先などなど。

しかしながら、さすがに長時間の移動直後でもあり、内容はなかなか頭に入ってこない。周りを見回すと皆同じようで、書類を手にしたまま、視線は、徐々に明るくなる海に注がれていた。

そんな様子を察したのか、彼女は「一休みしてからでいいから、一度はしっかり目を通しておいて」と言うと、エボラの対応が始まって以降のフリータウンのMSF事務局の様子について話してくれた。エボラの活動が始まって以降、事務局のスタッフは二倍近くに膨れ上がり、出入国をするスタッフの数も一気に増え、いくら人手を増やしても追いつかない状況だと。ほとんどのスタッフは一カ月程度の短期間の任務で入国していることを考えると、人事を預かる彼女の大変さは想像に難くなかった。

「三カ月の任期終了まで残すところ、あと一週間よ」と言った時の彼女の笑顔が心に残った。安堵《あんど》の気持ちが表れているようなその笑顔は、逆にここでの任務の厳しさを思わせた。

事務局でのやりとりは一時間あまりだっただろうか。ここからはMSFのランドクルーザーに乗り換え、いよいよ活動地である東部州のカイラフン県に向けて出発である。再び荷物を車に積み込むと、彼女にお礼を言って僕たちはフリータウンを出発した。

「Good mission. Stay safe.」と、彼女は笑顔で手を振った。

デコボコ道の上り下りを繰り返しながら一時間あまり走ると、車は市内を出て、日本の田舎にも似たのどかな景色の中、舗装された片側一車線の道を疾走し始めていた。

これから四時間かけて、MSFのエボラ治療センターの一つがある南部州のボーに向かう。予定では、そこで昼食を摂り、目的地であるカイラフンから迎えに来ている車に乗り換える。このやり方は、kissmovementと呼ばれ、フリータウンとカイラフンから車が中継地点のボーに向かい、そこで人や荷物を移し替えることで、それぞれのドライバーが出先で夜を過ごさなくてよくなるというものだ。活動地はどこも車の台数が限られていて、夜間の移動制限があることから、こういった工夫が生み出されたのだろう。

時速一〇〇キロ近いスピードで車を走らせながら、現地スタッフであるドライバーはアフリカ訛《なま》りの英語で、「俺はボーからフリータウンに引き返すから関係ないけど」という前置き付きで、「ボーからカイラフンまでの五時間は、ジャングルとドロドロの悪路を走ることになるから覚悟しておいた方がいいぞ」と、口元に笑みを浮かべながら話した。

初めは車窓の景色に見入っていた僕たちだったが、一時間もすると皆、目を閉じていた。移動の疲れに加え、これからの活動のために休める時には休んでおきたかったからだろう。しかし、ドライバーは時折車を止め、そんな僕たちに車から降りるように言った。そこは政府が管理しているチェックポイントで、車を降りると一人ひとりの体温が測定され、発熱がないことを確認したのち、靴の裏と手の消毒を行い、歩いてチェックポイントを通過する。ドライバーのみ車に戻りチェックポイントの先まで車を進ませ、僕たちを乗せて再出発するといった具合だ。そんなことをおよそ一時間おきに繰り返すので、ゆっくり休むことはできなかったが、ほぼ予定通り、約四時間でボーに到着した。

ボーの事務所に入ると、すぐに各自が荷物をカイラフンから迎えに来ていた車に載せ替えた。荷物を積み終えると食堂に通され、急いで食事を摂るように言われた。

食事は一人分がすでに皿に取り分けられ、ラップをかけた上に名前を書いた紙が貼り付けてあった。エボラ以外の活動では、積まれた皿を各自が手に取って、鍋に準備された食べ物を自分で取り分けるようなスタイルだ。

だがここではエボラの感染を防ぎ、熱帯地域では珍しくないさまざまな感染症を避けるため、徹底した衛生管理がなされていることに驚かされた。エボラのない地域であれば、熱が出ても、マラリアかなんらかの寄生虫、もしくは風邪だろうということで済まされるが、ここでは一度発熱すればエボラの可能性が否定されるまで、つまり中二日空けた血液によるＰＣＲ検査（Polymerase Chain Reaction／ポリメラーゼ連鎖反応：病原体遺伝子の検出を行う確定診断のための検査法）二回で陰性が確認されるまで、エボラ感染を想定して、厳格な隔離が必要となる。

自分の名前が書かれた皿を受け取り、早々に食事を済ませると、またすぐに皆、車に乗り込んだ。

ボーを出て三〇分もすると、舗装された道から砂利道に入った。それでもドライバーはほとんどスピードを落とさない。後方は砂埃《すなぼこり》で何も見えなくなっていた。さらに一時間ほど砂利道を進むと、いよいよ本格的な悪路に入った。それまでとは違い、車のスピードはぐっと遅くなった。おそらく時速二〇〜三〇キロくらいではなかろうか。時に、高低差数メートルのアップダウンを進んだかと思うと、その次には、泥水ゆえに深さの見当がつかない不気味な水たまりを回避しながら進んでいく。そんなアップダウンやスラローム（蛇行）を二時間ほど繰り返すと、小さな村に入った。

ドライバーからは、「ここからは道がさらに悪くなるから、シートベルトをして手すりにつかまっているように」と指示が出た。

村を出てすぐの分岐を右に折れると、そこからがいよいよ本番だった。道幅は車が一台なんとか通れるぐらいで、両側には鬱蒼《うっそう》とした森が広がっていた。車の窓には、常に木の枝がバチバチと当たっていた。

運転していたのはカイラフンのドライバーの責任者で、この道を毎日のように往復しているとのことだったが……。

二つ目の分岐に差し掛かると、ドライバーは一旦車を止めて、「ここからが一番の難所だから。手すりから決して手を離さないように」と僕たちに改めて警告した。

そこは道ではなく、溝だった。深さも幅も車とほぼ同じくらいで、泥水が溜《た》まっている。それが一〇〇メートルほどにわたって続いていた。こんなところに車を進めるなんて正気とは思えなかったが、この辺りのことを熟知しているベテランドライバーなら大丈夫だろう、任せるしかないと諦めの気持ち半分で、手すりをしっかり握りしめた。

ドライバーはアクセルを何回か空吹かししたあと、勢いをつけて深い溝に突っ込んだ。タイヤは半分ぐらいまで泥水に浸かって泥水を撒き散らし、ランドクルーザーは轟音と白煙を上げた。スリップしながらもなんとかゆっくり前に進んでいたが、溝から抜け出すまであと一〇メートルぐらいのところで、ついに車は止まってしまった。ドライバーはなんとか抜け出そうと、さらにアクセルを踏み込む。エンジンは耳を覆いたくなるほどの轟音を響かせ、マフラーは黒い煙を噴き上げるが、タイヤは空回りを繰り返すばかりだった。

悪戦苦闘していたドライバーだったが、一〇分ほどして諦めたようにエンジンを止めた。外に出るにも両側とも溝に挟まれていてドアが開かないため、彼は窓から這《は》い出るようにして車を降りた。

凄まじい音を聞きつけたのだろうか、車の周りにはどこから集まってきたのか、大勢の人だかりができていた。ドライバーは再び車に乗り込んできた。彼らに押してもらってこの溝から抜け出そうとしているようだ。大きな声で合図をしながら一〇人近い男たちが車を押している。タイミングを合わせてアクセルを踏み込むが、タイヤは泥水を男たちに浴びせかけるだけで一向に前に進もうとはしなかった。

ドライバーは再び車を這い出て、どこからか石や太い枝、乾いた土を運んできてタイヤの下に押し込んでいる。それまでは、エボラが蔓延する国ということもあって、静かに車の中で様子を見ていた僕たちだったが、汗まみれ泥まみれで作業する彼らを見るに見かねて、後部観音開きのドアから車を這い出てその輪に加わった。

集まってきたこどもたちは思いがけない騒ぎに喜び、はしゃいでいた。長靴もスコップもない中で溝に入り込んで作業したことで、ＭＳＦのスタッフもすっかり泥だらけになっていたが、明るいうちになんとかカイラフンに入らねばと皆必死だった。一時間以上もトライ・アンド・エラーを繰り返したが、車は一向に前に進まなかった。結局、自力での脱出を諦めて、カイラフンのＭＳＦ事務所からウインチの付いた車を派遣してもらうことになった。

幸い動けなくなったところはカイラフンから一時間ほどのところだったため、真っ暗になる前には応援が到着した。ドライバーはばつが悪そうにしていたが、応援に来たスタッフは何も言わず、車に装備されたウインチを溝にはまり込んだ車に掛けると、一気に引っ張り出した。辺りに歓声が上がった。

手伝ってくれた地元の男たちは車が無事に引っ張り出されると、何も言わず、泥まみれの笑顔で散っていった。

日本でこのような状況になることはあまり多くないだろうが、もし同じようなことがあったら、こんなに大勢の人が泥まみれになりながら笑顔で手を貸してくれるだろうか？　などと余韻に浸る間もなく、車はカイラフンに向けて出発した。

辺りはすでに薄暗くなっている。本来、夜間の移動は禁じられているが致し方ない。幸い、そこからはトラブルなく進んだ。カイラフンの事務所に辿り着いた頃にはすっかり日が暮れ、空には星が輝いていた。アムステルダムを発っておよそ三〇時間が過ぎていた。


アムステルダムから一緒に来たメンバーは、そのまま食堂で行われている全体ミーティングに出席するように言われた。

毎週水曜日には二〇時から全体ミーティングが行われているとのことだった。すでに会議は始まっていたが、僕たちが食堂に入ると歓声が上がった。歓声を浴びて悪い気持ちはしなかったが、それは僕たちが泥だらけだったからのようだ。

会議ではＰＣ（プロジェクト・コーディネーター：カイラフンのＭＳＦの活動全体の責任者）から、

ここ一週間の入退院者数、感染者数、死亡者数、患者の地域別分布や新たな活動方針などが報告されたあと、一〇分程度の質疑応答があり、最後に新顔である僕たちが自己紹介をした。全体で五〇分程度だった。会議が終わるとそのまま食堂で食事を摂るように言われた。明日から始まる活動のため、無理してでもという思いで、なんとか焼いたチキンウイングとマッシュポテトをビールで胃袋に流し込んだ。

食事をしている間に、部屋の番号が書かれたキーが配られた。「じゃあ、また明日」と言うだけで、皆、足早に自分の部屋に入っていった。僕も自分の部屋に向かった。

部屋は完全な個室で、トイレとシャワーまで付いていた。至れり尽くせりの設備に驚いたが、泥まみれの身体をシャワーで洗い流そうと思いながらも睡魔に勝つことはできず、そのまま眠ってしまった。

八月に南スーダンから帰国して以降、ずっと眠れない夜が続いていた僕は、疲れ果てて眠ることの幸せを嚙《か》みしめていた。

疲れていれば、時差や不安に邪魔されて眠れない夜を過ごさなくてもいい。数カ月続いた眠れない夜が嘘のように、夜中に目を覚ますこともなく、エボラとの戦闘前夜は静かに過ぎていった。

3 喘ぎ

南スーダンから戻って以来、幾度となく夢に現れる少女がいる。

＊

「プリーズ カム イン」という僕の声に応じて、南スーダン、アウェイル病院の診察室に入ってきたのは、透き通るほどに真っ白な布を身体に巻きつけたような民族衣装姿の幼い少女だった。その光景が見慣れたものと違っていることにはすぐ気づいたが、あまりに異様だったためか、何が起きているのか、すぐには理解できなかった。

ハーハーという喘《あえ》ぎ声とともに、フラフラとした足取りで診察室に入ってきた少女の顔は黒く煤《すす》け、目が開かないほどに腫れ上がっていた。その顔を見れば、彼女が大変なやけどを負っていることは理解できたのだが、こんなひどいやけどを負った少女が自力で歩いて診察室に入ってくるという事実を、現実のこととして理解することができなかったのだ。いったい全体何が起こっているんだという疑問が頭の中を駆け巡り、僕の思考はひどく混乱していた。

少女の後ろから、赤ちゃんを抱えた女性が入ってきた。不安げな表情を見て、少女の母親であろうと推測した僕は、通訳を通して少女に何が起こったのかを尋ねた。通訳の問いに母親はためらうような様子で答えた。それを聞いた通訳は、顔色を変えることもなく、平然と訳してくれた。

家で家事の手伝いをしていた七歳の少女が三日前に、顔から胸にかけて大やけどを負った。しかし、近くに診てもらえるところがなかったため、炎天下を三日間歩いてここまでやって来たというのだ。

通訳から伝えられた内容は、さらに僕の頭を混乱させた。

こんなにひどいやけどを負った幼い少女が、三日間も炎天下を歩いて病院に来るなんてことが起こり得るのか？　どうしても信じられなかった。

三〇年にわたる紛争ののち、二〇一一年にようやくスーダンから分離独立した、世界一新しい国、南スーダン。独立から二年足らずで内戦状態に陥り、その解決の糸口さえ見えない状況が続いていた二〇一四年の南スーダン。それは、大やけどを負った少女が、炎天下を三日間歩かなければ医療にアクセスできない、そんな国だったのだ。

彼女が床に崩れ落ちるようにしゃがみ込む姿が目に入り、僕は我を取り戻した。

そばにいた看護スタッフに、すぐに点滴と鎮痛剤を準備するように指示した。彼女をベッドに寝かせようと抱き上げた時、その身体が思った以上に軽いことに驚いた。こんな小さな身体で、痛みをこらえながら、照りつける日差しの中を歩き続けることは、どれほどつらかっただろう。彼女のまぶたに溢《あふ》れる涙を見た僕の中には、絶望感と怒りが入り交じったような、これまでに経験したことのない感情がわき上がっていた。

幸い、やけどは彼女の命を奪うまでには至らなかった。

僕が南スーダンでの任期を終え、日本に帰国する頃にはかなり快復していたが、額と鼻の頭はやけどが深いため、皮膚移植が必要だった。僕が勤務していたアウェイルの病院では皮膚移植ができないので、治療可能な施設への搬送を準備していたが、紛争が続く南スーダンでは、安全な移動などどこにも保証されていなかった。

そんな彼女を残して帰国することに罪悪感さえ感じていた僕を、大きく手を振って見送ってくれた彼女の笑顔は今も忘れることができない。

＊

南スーダンから帰国し、食事も睡眠もおぼつかなくなっていた僕の夢に時折、笑顔の彼女が現れた。南スーダンから豊かで平和な日本に逃げ帰ってきてしまったという罪悪感が、彼女を僕の夢に繰り返し登場させていたのかもしれない。

笑顔で手を振る彼女に起こされると、もう寝付くこともできず、ただただ暗闇を見つめ、夜が明けるまで時間がたつのを待つのが常だった。

4 感触

活動一日目　一一月一一日

カイラフンでの最初の朝を迎えた。

南スーダンの大やけどの少女に起こされることもなく、窓の外の鳥のさえずりに目を覚ますと、時計の針は五時を指していた。まだ外は薄暗いようだったが、南スーダンから帰国後、ずっと不眠に悩まされていた僕にとっては、久しぶりにぐっすり眠ることができた気持ちのいい朝だった。

ベッドから起き上がり椅子に座ると、タバコに火を点け、今日から始まるエボラ治療センターでの活動に思いを馳《は》せた。

新聞やニュースでしか見聞きしたことのないエボラの患者さんたちにいよいよ対面するのだ。その時、何を思うのか、何を感じるのか。果たして恐怖心を抑えて診療に集中できるのだろうか。そんな不安が、僕の心を占拠していた。

朝になってわかったのだが、ベース（事務所）兼宿舎となっていたのは、広々とした敷地に二階建ての客室が立ち並ぶ、リゾートホテルのようなところだった。カイラフンはギニア、リベリアとの国境近くにあり、エボラ以前はカカオのバイヤーが多く立ち寄る街だったようだ。カイラフンのプロジェクトでは、街の中心にほど近い高台にあるこのホテルをまるごと借り上げて、事務所と宿舎を構えていたのだ。

スタッフ間の感染を避けるため、スタッフ一人に一部屋ずつが用意されていた。ホテルだから当たり前かもしれないが、それぞれの部屋にはトイレとシャワーに加えて、エアコンやテレビまで付いていた。MSFの活動地では、多くの場合、トイレは掘った穴の上に板を二枚さし渡しているような素朴なものが標準的だ。しかし、ここでは、トイレは水洗で、シャワーもお湯こそ出なかったが、MSFお得意のバケツシャワー（バケツの底に小さな穴をたくさん開けて、水やお湯を入れてシャワーとしたもの）や一本シャワー（通常のシャワーの形態をとっているが、出てくる水量が日本のシャワーの水流一本程度）に比べれば、はるかにましだった。ましてや、各部屋にエアコンが付いているなんて。

今回のエボラ・プログラムがいかに特別であるかということを思い知らされた。全ては、あらゆる感染のリスクを最小限にとどめるための取り組みだった。

シャワーを浴びて昨日の泥を洗い落とし、アムステルダムを出発してからの日記をまとめて書いてから食堂に向かった。パンとコーヒーの食事を済ませて治療センター行きのランドクルーザーに乗り込んだのは、八時三〇分過ぎだった。昨日到着したメンバー全員が一緒だ。アムステルダムから長時間の移動をともにしたスタッフの顔を見て、初めは皆、ホッとした様子だったが、車が動き出すとすぐに表情は一変し、車内に緊張感が広がった。

ベースから治療センターまでは、車でおよそ二〇分の距離だった。丘の上のベースから坂を下っていくとそこはカイラフンの街の中心部だった。行き交う人はまばらだが、想像していたよりはずっと賑《にぎ》やかだった。歩いている人がほとんどだが、オートバイに乗った人も少なくない。自家用車らしき車はほとんど走っておらず、車は基本的に、トラックや給水車、公的機関のもののようだ。MSFの車を見つけて手を振ってくれるこどもたちもいた。街の中心部にあたるロータリーを右に回り込むと、今度は一転して上り坂が続く。街の中とはいえ、舗装されている道路はほんのわずかで、すぐに未舗装のでこぼこ道になった。やむを得ずスピードを落とし、くぼみを避けながら坂を上っていくと、左手には深い森と谷が広がっていた。

「谷の向こうに広がるジャングルはもうギニアだよ」とドライバーが教えてくれた。そこからさらに一〇分ほど上っていくと、丘の頂上に何か建物のようなものが見えてきた。

「あれがカイラフンのエボラ治療センターよ」と、今日の案内役であるMTL（メディカル・チームリーダー）で、カナダ人看護師のクリスタルが言った。MTLとしての活動参加は今回が初めてのようだった。MTLとは、エボラ治療センターでの診療に加えて、ヘルス・プロモーション（エボラを過去に経験したことがないシエラレオネの地域住民への啓発活動、接触者の追跡調査など）や地域医療機関との連携など、現地の国境なき医師団の医療に関わる活動全般の責任者だ。初めてだと聞いていたせいかもしれないが、どことなく緊張しているようにも見えた。

近づいていくと、建物のように見えたほとんどの部分は、ビニールシートと材木で組み上げられたものだった。センターの少し手前で車が一旦停止すると、MSFのベストを着た現地スタッフが近づいてきた。ここで体温測定をするらしい。小さな機器を額に向けてボタンを押すと液晶画面に体温が示されていた。コロナ後は日本でも頻繁に見かけるようになった非接触式の体温計だった。僕の体温は、三六・六℃。全員の体温を測り終わると、車は再び動き出し、センターの中に入っていった。

センターは、カイラフンからギニアに続く街道沿いに建てられていた。丘の頂上、周りはジャングルという空間に治療センターを設置し、電気は発電機頼み、水は給水車に一〇〇パーセント依存していた。カイラフンには、先ほど通ってきた街の中心近くに小さな病院がある。こうしてエボラ患者を街の病院から切り離せば、発熱のない患者、例えば妊婦や慢性疾患の患者たちが安心して街の病院を受診できるようになる。

街道の両側には、木材とビニールシートで組み上げられた建物がいくつもあった。右手が治療センターで、左手には、患者の食事を作ったり、ベッドや椅子を作ったりするスペースが設けられていた。僕たちが乗った車は左側のスペースに入り、停車した。いよいよだ！

僕は、心臓の鼓動の高鳴りを感じていた。

全員が車から降りると、MTLのクリスタルは、「まずは治療センターの周囲を一周してみましょう」と言った。すぐにでも治療センターに突入！と思っていた僕は、少し拍子抜けしたが、「慌てるな」と自分に言い聞かせて、彼女のあとについて歩き始めた。

通りから一歩足を踏み入れると、そこからはプラスチックでできた高さ一メートルぐらいのオレンジ色のネットが、一定間隔で地面に打ち込まれた杭に張りめぐらされていて、治療センターの中と外の明瞭な境界線を形成するフェンスとなっていた。フェンス越しに、センターの中にいる患者さんや防護服に身を包んで働いているスタッフの姿を見ることができた。外から中の様子が見える構造にすることには、治療センターに対する間違った情報やデマを防ぐ意味があると、クリスタルは説明してくれた。

国境なき医師団が今回の西アフリカでのエボラ対応を始めた当初、治療センターはプライバシーを重んじるために、外からの視線を遮る構造になっていた。そのため、初めてエボラを経験した西アフリカの人々の間に、「治療センターに連れていかれると、血を全部抜かれて、二度と生きて帰れないぞ」といった信じがたいデマが流され、患者を隔離したり治療したりするうえで、大きな障害になったという経緯があったのだ。


フェンスから患者さんたちがいるスペースまでの距離は思ったよりもずっと近く、五メートルぐらいで、患者さんとスタッフが話す声まで聞こえてくるほどだった。それでも外から見るセンターは、未だにニュース映像のように感じられ、自分自身が最前線に立っている実感はわいてこなかった。


一五分ほどかけてセンターの周りを一周すると、いよいよセンターの中に入ることとなった。入り口で靴底を消毒してもらい、スポーツクラブのカウンターのようなところで荷物を預け、緑色のスクラブ（手術着）と長靴を受け取り更衣室に入った。ここから先はエボラと人間が日夜格闘を繰り広げている戦場だと思うと、武者震いをおぼえた。

着替えを済ませてついにセンターの中に入った。センター内は、患者さんのいるハイリスク・エリアと、スタッフが待機し薬の準備などをするローリスク・エリアに分けられている。

ローリスク・エリアはスクラブと長靴で行動する。ローリスク・エリアはセンターの内外の区別をはっきりさせ、ハイリスク・エリアから、ウイルスをセンターの外に持ち出さないための緩衝地帯としての役割も果たしているようだった。

そしてハイリスク・エリアに入る時だけ、ニュースでおなじみの宇宙飛行士のような完全防備の黄色い防護服を着用するのだ。アムステルダムのトレーニングセンターでの装着経験はあったが、その防護服を実践の場で装着する時がついにやって来た。防護服は、上下つなぎの作業着のような構造で、エボラ感染を避けるために防水性の高い素材が採用されていた。一度着用したら、焼却処分にする。だから高価なゴアテックスを使用するわけにはいかないので、透湿性、通気性が悪い。そのため防護服の中はとても蒸し熱く、まさに蒸し風呂のような状況だ。

さらに安全を図るため、目以外の頭が全部覆われるフードを被り、結核患者の診療などで使われるN95といわれる特殊なマスクで鼻と口を覆い、その上にスキーのゴーグルをかけている。そのうえ、二重の手術用手袋を着け長靴を履き、最後に魚屋で見かけるようなゴムでできた胸からひざ下までの分厚いエプロンを巻いているのだから、防護服装着時の暑さといったら、想像を絶するものである。

アムステルダムから一緒だったカナダ人救急医のブルースとアメリカ人心理療法士のシンディと僕、それにドイツ人保健師のアネットの四人が、MAM（メディカル・アクティビティー・マネージャー：エボラ治療センター内の診療全般に関する責任者）のマッシモ（イタリア人の看護師。このセンターですでに二カ月近くも活動を続けていた）に誘導されて、ハイリスク・エリアに入ることになった。言葉にできない緊張感からなのか、不思議とこれからハイリスク・エリアに入っていくという実感はなく、まるで他人事のように感じられた。防護服の装着を終えた頃にはすでに汗びっしょりだったが、暑いなんて言っている場合ではない。いよいよオレンジのフェンスを開け、ハイリスク・エリアに入った。

ハイリスク・エリアは三つに区画されている。まずはサスペクト（Suspect：疑い）・エリアだ。エボラ患者との接触歴はあるが、症状はないか、症状があってもごく軽微で、血液検査による確定診断がついていない人たちのための区画である。

二つのテントからなり、一つのテントはおよそ三〇〜三五畳ほどの広さで、鉄の骨組みと厚手のビニールでできている。窓はあるが風通しがいいとはいえない。直射日光による温度上昇を軽減するため、テントの上に日除け用のシートがかけられている。空気の層を設けるために、隙間を空けてかけられてはいるが、気休めといった感じで、テント内は明らかにテント外より高温になっていた。このテント二つで二〇人の患者さんを収容できる。

このエリアにいる患者さんは、暑さを避けるためもあって、テントの外に出て椅子に座っている人が多い。中には僕たちに手を振り、笑顔を見せている人さえいた。

次は、プロバブル（Probable：かなり可能性が高い）と呼ばれるエリアで、濃厚な接触歴に加え重い症状を持つが、血液検査によるエボラの診断が確定していない人たちの区画だ。ここにも二つのテントがあり、二〇人の患者さんが収容できるようになっている。

この区画ではテントの外に出ている患者さんは少なく、多くはテント内のベッドに横たわっていて、激しい痛みや吐き気を訴える人も少なくない。

そして最後の区画はコンファームド（Confirmed：確認された）、つまり血液検査でエボラ感染が確認された人たちのエリアだ。

ここには、急性期患者用の四つのテント、快復期患者用の四つのテントがあり、最大八〇人の患者さんを収容できるようになっていた。

この区画のテント内には、極端に衰弱し意識が朦朧《もうろう》とした患者さんをはじめ、歯ぐきから出血している人、痛みにうめき声を上げる人、止まらない嘔吐に悶《もだ》える人など、多くの重症患者が収容されており、文字通り、人間とエボラとの死闘が繰り広げられていた。

このエリアでは、テントの外に出ている患者さんであっても、椅子に座っている人はおらず、ゴザのようなマットに横たわっている人ばかりで、中には呼びかけてもほとんど反応がないような、瀕死の人もいた。

その凄まじい光景を目の前にしてようやく、ここは紛れもないエボラと人類との戦いの最前線であると実感した。生きるためにエボラと戦う人たちの、もがき苦しむ叫び声、その息遣い、そして一挙手一投足の全てが僕を圧倒していた。

生と死の間に境界線があるとすれば、その線はここにも引かれているに違いない。目の前で繰り広げられる戦いの凄まじさに圧倒されながらも、なんとか冷静を保たなければと自分に言い聞かせ、マッシモのあとについてコンファームド・エリアのテントを一つずつ回っていった。

コンファームド・エリアの四番目のテントに入った時、僕たちを呼ぶ声を耳にした。フードを被っているために聞き取りにくかったが、その声がこどもの声だということはすぐにわかった。それは、ベッドに横たわる幼い少年から発せられたものだった。たどたどしい英語で僕たちに何かを伝えようとしていた。

マッシモが彼のそばに近づき、声をかけている。「トーマス、どうしたの、何か欲しいの?」と。その少年はトーマスという名の九歳の男の子で、一緒に入院してきた母親を数日前に亡くしていた。ひと目で彼の状態が良くないことが見て取れた。ベッドの上に起き上がることもできず、身体はひどく衰弱し、声を出すのがやっとという様子だった。それでもトーマスは、マッシモに必死に何かを伝えようとしていた。

トーマスのつたない英語をフード越しに聞き取ることは容易ではなく、彼の意図を理解するのにかなりの時間を要したが、ようやく彼の言わんとすることがわかった。彼は身体を洗ってほしいと訴えていたのだ。

これほどまでに衰弱した少年が身体を洗いたいと願うことを意外に思う人もいるかもしれないが、僕にとっては特別不思議なことではない。日本でも生死の境をさまよう重症のこどもたちが、風呂に入りたいと言うことは珍しくないからだ。アフリカでも日本でも、生死の境をさまよいながらも、身体を洗いたい、風呂に入りたいと思う気持ちに違いはないようだった。

しかし、彼の要望を聞いて僕が初めに思ったことは、「希望を叶えてあげたいとは思うけど、それはさすがに無理だろう」というものだった。

ここはエボラの最前線なのだ。日本のように病人用の風呂やシャワーが完備されているわけではない。テントの中には、木枠にビニールシートを張っただけの簡単なベッドがあるだけだ。ましてエボラは体液を介して感染するため、アムステルダムの派遣前トレーニングでは、「救命に関わる場合を除いて極力患者に触れるな」と言われ続けた。

かわいそうだけど、トーマスの願いは叶わないだろうと思ったその時、マッシモが僕に声をかけてきた。「手伝ってくれるか」と。僕は耳を疑い、聞き返した。「彼の身体を洗うつもりなのか」と。マッシモは「そうだ」とだけ言って、テントから出ていった。

マッシモについてテントを出ると、彼はバケツに水を汲んでいた。そして、僕に背もたれのある椅子とタオルを用意するように命じた。状況がつかめないままだったが、テントの外にあった、日本でも見かけるような屋外で使うプラスチック製の背もたれ付きの椅子とタオルを用意した。マッシモはバケツ一杯の水と石鹸を持ってきて、僕に椅子をテントの前に置くように言った。テントの外までトーマスを連れ出し、この椅子に座らせて身体を洗うというのだ。

マッシモはカナダ人医師ブルースとともに両側からトーマスを支え、なんとかテントの外の椅子に座らせた。トーマスの衰弱は予想以上で、自分一人で座っていることさえままならない。

ブルースが、椅子に座るトーマスを支えている。マッシモはトーマスに声をかけながら、バケツの水を彼にかけ、そして石鹸を僕に手渡した。僕は「えっ!?」と一瞬驚き、どうしたらいいか迷いながらも、トーマスの前にひざまずいて彼の身体を洗い始めた。同僚たちにエボラを怖がっている様子など見せたくないという見栄もあった。正直言えば、ざっと洗っていれば、きっとマッシモが「もういい」と言ってくれるのではないかと思っていた。どこかでそれを期待していた。

僕は、マッシモの「もういい」と言う声を待ちながら、おそるおそるトーマスの身体を洗い始めたが、その身体に触れてすぐに驚きのあまり手を止めてしまった。

高熱がある彼の身体が熱いのは当たり前だとわかっていても、二枚重ねの手袋越しに伝わってくるその熱さに驚かされた。そしてトーマスの身体の熱さとともに伝わってくる、九歳の少年の柔らかな感触に、僕は脳天を叩かれたように感じた。

極言すれば、彼の身体に触れる前の僕にとっては、目の前の九歳の少年はエボラウイルスでしかなかったのだ。しかし、手袋越しに伝わる熱と柔らかな感触が、僕に当たり前のことを思い出させてくれた。

「目の前にいるのは、エボラウイルスなんかじゃない。僕の前にいるのは、一人の幼い少年なのだ」

この瞬間、僕の中のエボラに対する不安や恐怖心が跡形もなく消えていった。

「僕が向き合うべきは、テレビやニュースの映像でもなければ、エボラという病気でもなく、一人の少年だ。ここカイラフンで僕がやるべきことは、目の前の患者さん、こどもたち一人ひとりと向き合うことなのだ」とようやく悟った。

トーマスの身体を頭の先からつま先までできるだけ丁寧に洗った。マッシモが止めてくれるのを待っていた自分を恥ずかしく思う気持ちもあったが、それ以上に、トーマスが少しでも気持ちよく元気になってくれるようにという想いで、精いっぱい、丁寧に優しく身体を洗っていった。

僕の脳裏には、以前勤めていたこども病院で患者さんや家族に誠実に向き合うスタッフの真摯な姿が浮かんでいた。無理を言って南スーダンに行かせてもらったうえに、帰国後には心身喪失のような状態になり、突然退職することとなって多くのスタッフに迷惑をかけてしまったことを、ずっと後ろめたく感じていた。南スーダンでは何もできなかった。けれど、そのぶんも、応援してくれていたこども病院のスタッフたちに対して、恥ずかしくないよう、ここシエラレオネでエボラに苦しむこどもたちのために精いっぱい取り組まねば、という思いを新たにした。

トーマスの身体を洗い終え、彼を再びテントの中のベッドまで連れていって寝かせた。彼は目を閉じたままで何も言わなかったが、その表情はとても穏やかに見えた。

この時を境にして、僕のエボラに対する恐怖心は消え失せ、二度と姿を現すことも、僕を煩わすこともなかった。

僕が向き合うべきは、世間を騒がしているエボラという病気でもウイルスでもなく、エボラと勇敢に戦うこどもたち一人ひとりなのだから。

5 シエラレオネ

ここで、シエラレオネについて、簡単に触れておこう。

シエラレオネ、スペイン語で「ライオンの山脈」という名を持つこの国は、アフリカ大陸の西部に位置し、大西洋に面する、日本の五分の一程度の国土の国だ。人口は八一四万人（世界銀行・二〇二一年）と日本の一〇分の一にも満たない。イギリスの植民地を経て、一九六一年に独立した。独立後にはクーデターが繰り返され、一九九〇年以降、一〇年以上に及ぶ内戦で国土が荒廃したが、二〇〇二年に内戦が終結し、その後、ゆっくりとではあるが民主化が進められてきた。

ダイヤモンドなどの鉱物資源に恵まれ、農業、鉱業が主な産業で、シエラレオネの国民一人あたりの国民総所得（ＧＮＩ）は五一〇米ドル（日本は四万二六二〇米ドル）で世界一八六位である（世界銀行・二〇二一年）。上下水道普及率は三〇パーセント、電気は二五パーセントと社会資本の整備も遅れている（グローバルノート）。

シエラレオネの保健指標を見ると、この国の現状を知るうえで参考になるかもしれない。

シエラレオネの平均寿命は五五歳（世界銀行・二〇二〇年）。この数字は二〇〇〇年には三九歳だったことを思えば大きく改善してはいるが、日本のそれは八四・六歳（同）。

ユニセフ『世界子供白書２０２１』によれば、シエラレオネの二〇一九年の乳児死亡率（出生数一〇〇〇人あたりの死亡数）、つまり、シエラレオネで一〇〇〇人生まれたこどものうち、一歳の誕生日を迎えられないこどもの数は八一人、日本は二人。

同じくシエラレオネの二〇一九年の五歳未満児死亡率(出生数一〇〇〇人あたりの死亡数)、つまり、シエラレオネで一〇〇〇人生まれたこどものうち、五歳の誕生日を迎えられないこどもの数は一〇九人、日本は二人。

シエラレオネの二〇一九年の妊産婦死亡率(妊産婦一〇万人あたりの出産に関連した病気による死亡数)は、一一二〇人で、日本は五人。

そんな中でのエボラアウトブレイク(感染拡大)が、この国に計り知れないダメージを与えたことは言うまでもない。多くの医療従事者がエボラに感染し、命を落とした。エボラ以前でさえ、人口一〇万人あたりの医師数が日本の一一五分の一(日本が人口一〇万人あたりの医師数が約二三〇人なのに対して、シエラレオネは約二人)(世界銀行・二〇一〇年)の国で、その意味は想像をはるかに超えるものだろう。

ダメージを受けたのは保健医療分野ばかりではない。経済はもちろん、学校が二年近く閉鎖されたこと、未来のシエラレオネを担うこどもたちの命が数多く奪われたことは、この国の将来の不安材料となっている。

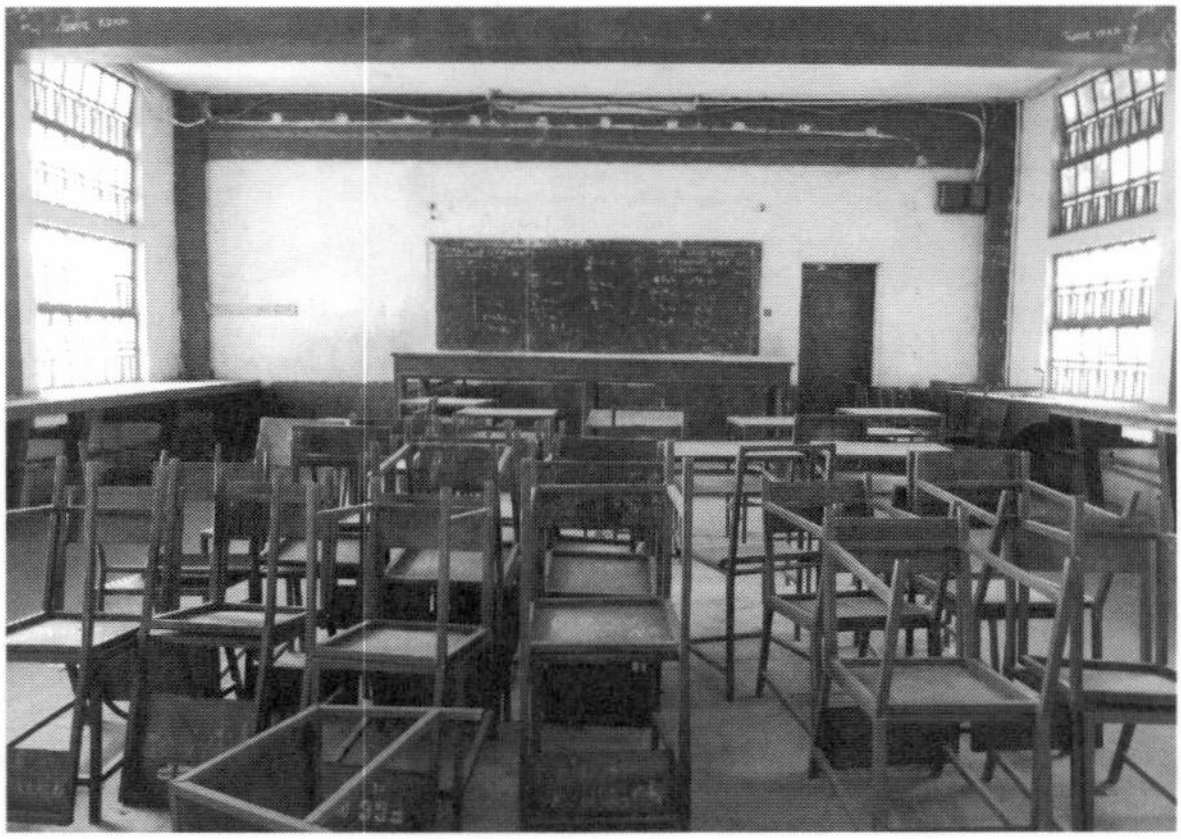
生徒たちが2年間も姿を消した学校。

第2章

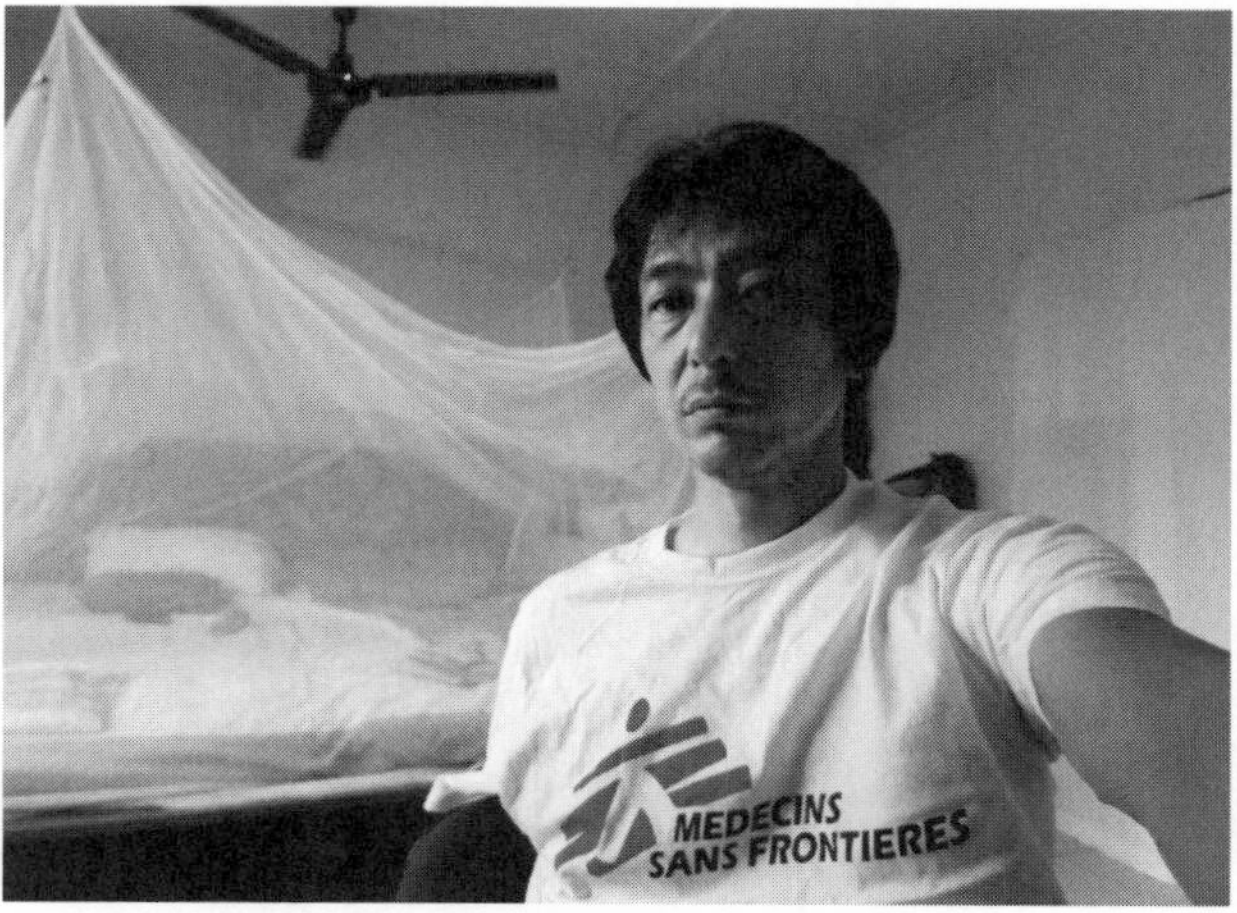

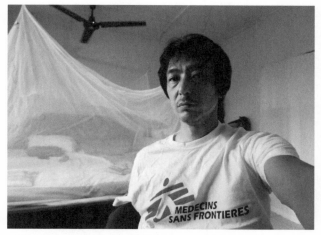

至れり尽くせりの宿舎の部屋。著者のTシャツは国境なき医師団のもの。

1 脱走

ていた。

活動二日目　一一月一二日

翌日からは、シフトに組み込まれての勤務が始まった。その日、僕には午後の勤務が割り当てられていた。

カイラフンのMSFエボラ治療センターの勤務は、朝のシフトが六時三〇分〜一四時三〇分、午後のシフトが、一四時〜二〇時三〇分、夜のシフトが二〇時〜翌八時三〇分となっている。僕のようなエクスパット（expat：海外から派遣されたスタッフ）は、朝のシフトと午後のシフトを担当し、加えて週に一〜二回、夜間のオンコール（原則、宿舎に待機していて、夜間に患者の急変があった場合などに電話で指示を出したり、必要があればセンターに行って診療に当たったりする）を受け持っていた。そして、およそ一週間に一日、休暇を与えられていた。

僕は、午後からの勤務に備えて、午前中は部屋の中で荷物の整理をしながら、まだ時差ぼけの残る身体を休めていた。改めて感染対策のための待遇に驚きながら。

部屋は一〇畳ほどの広さで、ダブルベッドにモスキート・ネット（蚊帳）が掛けられており、天井にはシーリング・ファンも取り付けられていた。前述したようにエアコンもある。窓は建て付けが悪く隙間こそあるが、窓ガラスが入っている。これまでMSFの活動に参加してきて、自室の窓にガラスが入っていたことは一度もない。窓がないことも多く、あっても、窓ガラスはなく、木製の開き戸だった。お湯こそ出ないが、シャワーやトイレが自室に完備されていること、トイレが水洗ということも特筆すべきことだった。

支援者からの寄付を、援助を必要としている人たちのためにできるだけ多く使うため、MSFの宿舎は他のNGOなどと比較して、とても質素で設備も最低限という場合が多いが、今回ばかりは違うようだった。このような至れり尽くせりの環境は、エボラの活動に参加することの危険性の高さとストレスの大きさを物語るものなのだろう。

エボラプログラムでは、スタッフの健康管理に、通常のプログラムの何倍も気を使っている。もし仮に、疲れから風邪をひいて熱を出したとしても、熱帯地方ではごく当たり前の寄生虫による下痢を起こしたとしても、ここでは発症初期には、まずはエボラ感染を疑わざるを得ない。そのため、隔離やエボラの血液検査が必要となり、そうなるとプログラムの運営にも支障をきたしかねない。アルコールの飲み過ぎによる頭痛やストレスによる下痢さえ、極力避ける必要がある。だから、チームとしてだけでなく、各個人の自覚が求められる。

調理や配膳にも万全の注意が払われていた。

僕の場合、MSFの活動に参加すると毎回、暑さとストレスや、寄生虫による下痢のために、一カ月に数キロの体重減少は珍しくないが、今回ばかりは、これまでのような体重減少なしにミッションを終えられるかもしれない。もちろん、エボラに感染せず、無事に帰国できるとしたらの話だが。

そんな快適な環境でのんびりと午前中を過ごし、昼食を摂ろうと食堂に向かって歩いていると、事務局が騒然としていることに気づいた。イタリア人看護師のマッシモにバッタリ顔を合わせると、昨夜のセンターでの騒動について話してくれた。

昨夜二時過ぎ、センターに入院中の若い男性患者が興奮し大声を上げたため、現地採用看護師が駆けつけ、なだめようとしたが、それでは収まらず、センターを脱出する事件が起きたのだ。なんとか彼を確保することはできたものの、今もその対応に追われているということだった。

エボラの患者が脱走するということは、センター内に厳格に仕切られたハイリスク・エリアとローリスク・エリア、さらにはセンター外のノーリスク・エリアの境界を犯すことになり、一つ間違えば、センター周辺の広域を感染危険区域としてしまう可能性があるのだ。そうなれば、センターばかりかセンター周辺のかなりの広範囲を改めて消毒する必要が生じ、おそらく数日の活動中断は避けられないだろう。

幸い、今回の脱走により汚染された地域は限定的で、午前中のうちに活動が再開された。だが、現地スタッフの精神的な動揺が大きかったため、事務所に集まったマネージメント・チームのスタッフが、現地スタッフおよびエクスパットの今後の活動制限について議論していた。昨日身体を洗ったトーマスの容態が気になっていた僕は、一刻も早く通常の業務が再開されることを願うばかりだった。

早朝からの次亜塩素酸スプレー撒布による消毒活動と全スタッフを招集してのミーティングが功を奏し、午後のシフトが始まる一四時には、概ね通常の診療が再開できるようになった。

2　エボラ

エボラとはどんな病気なのか。

エボラ、正式名、エボラウイルス病（以前はエボラ出血熱と呼ばれていた）は、エボラウイルスに感染することで引き起こされる非常に致死率の高い病気だ。

フィロウイルス科に属するエボラウイルスには、六つの型が同定されており、僕が派遣された当時（二〇一四年〜）の西アフリカの流行を引き起こしたのは、最も致死率が高いとされるザイール型である。その致死率は、六〇パーセントとも九〇パーセントとも言われる。

エボラウイルスが初めて報告されたのは、一九七六年のスーダン共和国（二〇一一年に分離独立し、現・南スーダン共和国）とザイール共和国（現・コンゴ民主共和国）だった。それ以降のおよそ四〇年間に、今回の西アフリカでのアウトブレイクまでに、二〇回以上の流行を繰り返してきたが、WHO（世界保健機関）によると、それまで全ての流行を合計しても、患者数が二三〇〇人あまり、死者数が一六〇〇人程度である。それが、二〇一四年三月〜二〇一六年六月までで、ギニア、シエラレオネ、リベリアの三カ国での患者数が二万八六一六人、死者数が一万一三一〇人となった。

エボラウイルスの自然宿主はアフリカの熱帯雨林に住むフルーツコウモリと考えられていて、熱帯雨林で発症したり死亡したりした感染動物（コウモリやゴリラ、サル、ヤマアラシなど）の血液、体液、分泌液にヒトが触れることで人間社会に持ち込まれる。

エボラウイルスのヒトからヒトへの感染経路も同様で、患者の血液や排泄物などの体液に触れた際に、損傷した皮膚（切り傷でも引っ掻《か》き傷でも）や粘膜からウイルスが体内に侵入することで感染する。唾液中から多くのウイルスが検出されることから、飛沫による感染の可能性も否定しきれないとされている。致死率が非常に高いことを考えると、飛沫感染の可能性を考慮した感染対策は必須だ。

エボラウイルス病は、インフルエンザやコロナウイルス感染症とは違い、発症前には感染性がない（インフルエンザやコロナウイルスでは、発症前に感染力を有している点で、感染拡大阻止がより困難になっている）。裏返すと、症状のない人は、その人がたとえ濃厚接触者だとしても隔離する必要はない。また発症している人と同様に扱ったり、同じ施設に収容したりしなくてもいいし、そんなことをしてはならないということでもある。

ひとたびウイルスに感染すると、最短二日、最長二一日の潜伏期間を経て（平均四～一〇日）、発症する。

エボラウイルス病は、発熱や倦怠感、筋肉痛、頭痛、咽頭痛といった風邪やインフルエンザ同様の症状で始まり、続いて、嘔吐、下痢、発疹などが出現する。こうして症状を並べると、風邪と変わらないようだが、実際に患者さんを目の当たりにすると、その急激に進行する衰弱ぶりには目を疑う。以前、エボラ出血熱と呼ばれていたことを裏付ける、出血傾向が現れるのは、末期であり、それも全ての患者に現れるわけではなく、おそらくは一〇パーセント程度ではないだろうか。出血部位は、歯肉が多く、吐物や便に血液が混じることもある。

病気の進行はかなり急激で、発症より数日から五日で亡くなることも珍しくない。乳児や高齢者の死亡率は高く、妊娠中にエボラに罹患した母親から生まれた新生児が生存することは非常にまれだ。

西アフリカでの大規模なアウトブレイクを受けて、ワクチンや治療薬の開発が進んだ。期待されているワクチンは、二〇一八年のコンゴ民主共和国におけるアウトブレイクでも使用され、その一定の効果が証明されているが、二〇一四年の段階ではその効果を知る術はなかった。

発熱、嘔吐、下痢による極度の脱水に対する、経口や点滴による補液が生存率を向上させることがわかってきているが、エボラウイルス病に対して効果があると証明された特異的な治療法、治療薬はまだない。これも二〇一八年のコンゴ民主共和国におけるアウトブレイクで多剤併用ランダム化比較試験（治療が必要な人々を無作為にグループ分けし、それぞれのグループに、エボラウイルスに対して効果が期待されているが証明されていない異なる薬剤を投与して、その効果や副作用を検証し、それぞれの薬剤の効能を判定するというもの）が行われ、その効果の解析が待たれている。

西アフリカでのアウトブレイクは、ヨーロッパやアメリカ、日本を含め先進国を恐怖に陥れたことで、世界中の製薬企業や研究機関のお尻に火をつける格好となった。

改めて言うまでもないかもしれないが、お金になりそうにない薬やワクチンの開発は進まない。研究・開発費をかけて新しい薬を作っても、かかった費用を回収できないからと言われればそれまでだが。アフリカやアジアで多くの人を苦しめる病気と、豊かな国の人が抱えている病気は大きく異なっていて、世界中の製薬企業は、豊かな国の人々に向けた高価な薬の開発に注力し、途上国の人々の困難は放置される傾向にある。いくら新しくて良い薬を作っても、途上国の人々はお金がなくてどうせ買えないからということだ。

新しく肺炎球菌のワクチンや結核の治療薬が開発された時、アフリカやアジアにはそれらを必要としている人が数えきれないほどいたが、高価すぎて手が出せないという現実があった。

豊かな国の人々から取るのは賛成だが、お金のない人には価格を下げて提供するといった柔軟性を持てないものだろうか。国際社会における、特許権や輸出入に関わる協定の多くが、貧しい人たちを後回しにして考えられたものであることも、薬を必要としていてもお金のない人たちをさらに苦しめている。

世界中で協力して抑え込む必要がある新型コロナのパンデミックでも、同様のことが起きている。二〇二〇年一〇月、インドと南アフリカ共和国が、世界貿易機関（WTO）で、新型コロナのワクチンや治療薬、検査などについて知的財産権の壁を一時的に取り払う案を提出した。

この知的財産権保護義務を免除する案は、その後、一〇〇カ国以上のWTO加盟国から支持される。しかし、イギリス、スイス、EU（欧州連合）の一部など、大手製薬会社を抱える国々が免除案に強く反対した。アメリカは支持を表明したものの、対象をワクチンだけに限定している。二〇二二年四月現在、WTOでは免除案の合意に達していない（参考：国境なき医師団日本／公式サイト「活動ニュース」二〇二二年四月八日）。

富める者は貧しい者を見捨てることで、ますます富む。

先進国で三回目や四回目のワクチン接種が推奨されるようになる一方で、一回目の接種もままならない人がアフリカには溢れている。

3　ルーティーン

エボラ治療センターに着くとスクラブ（手術着）に着替え、朝シフトのスタッフからの申し送りを受けた。昨夜錯乱した患者さんは、鎮静薬を投与されて落ち着いており、昨夜のことは何も憶えていないと言っているようだ。エボラ感染の影響と考えられるこのような混乱や錯乱は、決して珍しくないとのことだった。たいていは昨夜のような事件を未然に防ぐために前もって鎮静薬が投与されるのだが、症状の進行が速い場合にはこのような事件も避けられない。

申し送りでは、今日はトンコリリ県からの六名の患者搬送が予定されているとのことだった。トンコリリ県はシエラレオネ中央部に位置し、カイラフンまでは救急車でおよそ八〜一〇時間もかかるところだが、近隣に医療施設がないため、遠路患者が搬送されてくるのだ。

救急車といっても、日本のような救急車は数が少なく、センターに患者を運んでくる救急車のほとんどは普通のSUVのようなものだ。患者の乗る後部は、側面の窓を背にして座るようにベンチ型の椅子が取り付けられていて、両側合わせると八人程度が座れるようになっている。

エボラ以前であれば、そのベンチの上に患者を寝かせたのだろうが、救急隊員のように付き添う者がいない状況では、一人で座っていられない患者は、やむを得ず床の上に寝かせるしかない。多い時は、ベンチ型の座席に九人（こどもを抱きかかえた母親など）、床に二人、計一一人といった具合だ。

悪路につかまり動けなくなる危険性や、夜間の移動によるリスクを避けるためにトンコリリを早朝に出発するが、治療センター到着はいつも一九時から二〇時頃になるという。

僕がシエラレオネに入る直前の二〇一四年一一月七日には、リベリアの新規患者数が減少し始めたというニュースが届いていた。WHOやMSF、アメリカのオバマ大統領らによる世界へ支援を呼びかけるメッセージが少しずつ浸透し、現地での患者対応や感染拡大防止策が奏功し始めているものとばかり思っていた僕にとって、八時間も一〇時間もかけて搬送しなければ治療できる施設がないことは予想外であった。そのうえ一台の救急車に六人もの患者さんが詰め込まれているなんて、とても信じられない思いだった。

そんな長時間の移動中、患者さんたちは救急車を降りることを決して許されないという。病状の重い患者にとって、どれほど大きな負担であるか。見ず知らずの患者さんとともに、幼いこどもを含めて老若男女がすし詰めにされて搬送されることの精神的ストレスは、計り知れないものだろう。

今回のエボラの大流行が始まって以来、すでに半年近くが過ぎているというのに。あれほどまでに支援の必要性が報道されてきたはずなのに、未だにこんな酷《ひど》い状況であることを、現地に入って二日目にしてようやく知ることとなった。

早朝の採血により、同日の午後二時頃にはエボラのPCR検査の結果が判明する。ハイリスク・エリア内のサスペクト・エリアやプロバブル・エリアの患者から陽性が確認されれば、コンファームド・エリアへ移動することになり、コンファームド・エリアで症状が改善し、二回の検査で陰性が確認されると、晴れて退院となるのだ。

この日は、三人の患者さんがサスペクト・エリアからコンファームド・エリアへ、二人がプロバブル・エリアからコンファームド・エリアへ移動することになっていた。そして、もう一人は、事情があって、コンファームド・エリア内を移動する。残念ながら、退院できる患者さんはいなかった。

活動二日目はまだ見習い期間ということで、ドイツ人医師のステファンについて、その日の午前中の回診と血液検査の結果を踏まえて、六人の患者さんの移動を行った。サスペクト・エリアから移動する三人は自力で歩くことができたため、身の回りのものの整理を手伝い、ステファンと一緒にプロバブル・エリアに進んだ。プロバブル・エリアから移動する患者さん二人のうち、一人はかなり衰弱しており起き上がることができない。もう一人はなんとか歩けそうだったため、先に準備を済ませて、サスペクト・エリアから来た三名と一緒に待機してもらい、自力で歩けない患者さんの移動の準備を進めた。

というのは、ハイリスク・エリア内のサスペクト、プロバブル、コンファームドの三つの区画は厳密に分離され、三区画間は常に一方通行となっており、一度、サスペクト・エリアからプロバブル・エリアへ、プロバブル・エリアからコンファームド・エリアに進むと、決して後戻りはできないからだ。

自力歩行ができない患者さんの身の回りのものを掻き集めてから、患者さんを担架に乗せた。待たせていた四人を誘導しながら、コンファームド・エリアに入った。それぞれの患者さんをテント内のベッドに案内すると、あとはコンファームド・エリア内のテント間の移動を残すだけとなったが、それが一番気の重い仕事だった。

その患者さんは一歳五カ月の女の子ジャミーで、午前中に母親が亡くなっており、衛生班が母親のご遺体を遺体安置所に移すことになっていた。ひとまずご遺体からジャミーを離す必要があるため、別のテントに移動させることになったのだ。

息絶えた母親の横で泣きじゃくるジャミーの姿、泣き声には胸を締め付けられた。僕はジャミーを抱き上げ、声をかけながら母親が眠るテントをあとにした。別のテントに移り、乳児用のベビーベッドにジャミーを下ろし、同じテントの患者さんの中で病状が快復傾向と思われる一人の女性に声をかけた。母親が今朝亡くなったのでここに連れてきました、と。

その女性は、力なく微笑み、大丈夫、私が見てるからと言ってくれた。彼女とてまだまだエボラとの戦いの只中にあり、母親を亡くしたばかりの一歳の赤ちゃんの面倒を見る余力などあろうはずもないのだが。

こうして患者さんの移動を全部終えた頃には、僕が不慣れだったこともあり、ハイリスク・エリアに入ってからすでに六〇分を経過していた。ハイリスク・エリアでの活動は六〇分以内という厳格なルールがある。午後三時のカイラフンの気温は三五℃を超えており、ゴーグルがわずかに曇り始めているため、昨日身体を洗ったトーマスの様子を見にいきたかったが、ルール厳守とステファンに念を押され、後ろ髪を引かれながらも、ハイリスク・エリアを出ることにした。

ハイリスク・エリアの出口には、防護服の脱衣所が設けられている。プロトコール（規約）に従い、アンドレッサー（undresser：脱衣補助者）の監督のもと、防護服を一つひとつ脱いでいくのだが、これには約一〇分を要する。そして忘れてならないのは、防護服を脱ぐこのプロセスが、スタッフがエボラに感染する最も大きなリスクとなっていることだ。ハイリスク・エリアの活動中に汚染した自分の防護服を脱ぐ過程で、自分自身を感染させてしまうリスクが高いため、最後まで緊張を緩めることはできない。全ての防護服を脱いでローリスク・エリアに出て、〇・〇五パーセントの次亜塩素酸で手を洗って、初めて一息つくことができるのである。

防護服の下に着ている手術着は、ハイリスク・エリアで一回活動すると上着もズボンも全てがびしょびしょになる。髪の毛や鼻のアタマから汗が滴り、その様はまるでプールから上がってきたばかりの人のようだ。

以前、MSFが試験的に防護服内の温度を計測した際には、部位によって違いこそあれ、六五〜七〇℃の範囲だったという。一回の活動でかく汗の量も計測されており、およそ一・五〜三リットルだったそうだ。一回のシフトで二〜三回のハイリスク・エリアでの活動を行うため、単純計算すると、一シフトあたり、三〜九リットルの汗をかくことになる。活動の前後に十分な水分、塩分補給を行わなければすぐに体調を崩してしまうだろう。

この日二回目のハイリスク・エリアでの活動は、吐き気を訴える患者さんたちへの鎮吐剤《ちんと》(吐き気止め)の筋注(筋肉内に薬剤を注射する)およびORS(Oral Rehydration Salt:経口補水塩と呼ばれる脱水補正用の粉末)を水で溶かしたものを自力で歩けない患者さんに飲ませるというものだった。

ローリスク・エリアで約三〇分の休憩、水分補給の後、投与する薬剤の準備を行った。

ハイリスク・エリアでは、針刺し事故による感染を避けるため、注射針など鋭利なものの使用は極力減らさなければならない。なぜなら、エボラに汚染された針で自分やバディ(ハイリスク・エリアでの活動は常にペアで行われ、その相棒をバディと呼んでいた)を刺してしまうようなことになれば、ほぼ間違いなくエボラに感染するからだ。針刺し事故の場合、非常に多いウイルス量に暴露されることとなる。僕のような外国人スタッフであれば、ヨーロッパへの飛行機による緊急搬送によって受けられる先進医療で、救命に一縷《いちる》の望みを持てるが、現地採用スタッフにとっては、ほぼ一〇〇パーセントの確率で死を意味することになるだろう。

それなのになぜ、現地スタッフはヨーロッパに搬送しないのかと問われれば、正直なところ、僕には読者の皆さんを十分に納得させられる答えを用意できない。

MSFで働く現地採用スタッフと、外国から参加してきている僕のような外国人スタッフの命の重さに差をつけるような意図はない。

エボラに感染した人間を外国に搬送することの難しさは並大抵ではないが、これはエボラに限ったことではない。世界中でMSFとともに活動している現地スタッフの数は三万人を超えるが、彼らを治療のためにヨーロッパなどの外国へ搬送することは行っていない。

MSFは現地スタッフとその家族に対して適切な医療を提供すべく、彼ら専用の診療所を設けたり、彼らが病院での治療を受ける場合には、その治療費ばかりか移動費、必要によっては宿泊費も負担している。

MSFが活動する国の中には、日本では当たり前の皆保険制度（国民全員がなんらかの健康保険に加入するようになっている）が整備されていない国も多く、病気による休業補償など全くない地域も少なくない。そんな中で、MSFは単独で、スタッフに対して健康保険と休業補償を提供している。それでも、現地スタッフを治療のために海外に搬送することまではできていない。外国人スタッフの多くが、状況によってはすぐにヨーロッパなどへ搬送されるのとは異なる。

私たちは、外国人スタッフのヨーロッパへの搬送は、家族のもとに送り返すことが主な目的であると説明しているが、これは私たちが抱えているジレンマの一つである。外国人スタッフの一〇倍近い数に当たる現地スタッフとその家族に対して、どこまでの医療を提供すべきなのか、できるのか。手続きの難しさや莫大な経費を考えても、この議論はこれまで繰り返し行われてきたことであり、おそらく今後も繰り返し議論されていくことだろう。

いずれにしても、針刺し事故を防ぐため、ハイリスク・エリアには鋭利なものを一切置かず、準備は全てローリスク・エリアで行う。ハイリスク・エリアには、必要最低限の注射針や鋭利なものを持ち込み、使用後にはシャープ・コンテナー（鋭利物廃棄専用の容器）に確実に処分することになっている。ローリスク・エリアでの準備には、事故防止だけでなく、活動時間が制限されたハイリスク・エリアでの作業効率を高める意味合いもある。

休憩と準備を済ませて再びハイリスク・エリアに入った時には、すでに一七時を過ぎていた。三人の患者さんに鎮吐剤を筋注した。半ば意識が朦朧としている患者さんの場合は、注射の痛みで急に暴れるようなことがあれば、即、針刺し事故につながりかねない。そのため本人に繰り返し説明を行ったうえで、バディに抑制してもらいながら注射するので、一人当たり一〇分程度の時間を要する。

次に身動きのとれない患者さんにORSを持っていき、一人ひとりをベッドの上で起こしてORSを飲ませたが、これも予想以上に時間がかかり、五人にORSを飲ませ終えた時にはすでに六〇分を経過していた。

夕方になり気温が少し下がってきているとはいえ、ルールに従いそろそろハイリスク・エリアを出なければならないと思っていたところで、昨日身体を洗ったトーマスが声をかけてきた。時間がないのはわかっていたが、彼のところに行くと、彼は抱っこしてほしいと言った。

八歳の男の子が抱っこをせがむというのは珍しいことかもしれないが、母親を亡くして以降、彼がスタッフに対して抱っこしてほしいと繰り返し訴えているという話を聞いていたので、驚くことはなかった。母親を亡くしたことによる一時的な幼児返りのようなものなのだろうか。長く小児科医として働いてきたとはいえ、彼の心の中を全て理解することはできない。

一見したところでは容態は昨日と大きな変化はないようだったため、すでに六〇分をオーバーしていることを思い、あとでたくさん抱っこしてあげると伝えて彼のもとを離れた。だが、彼が僕を呼ぶ声はテントを出てからも僕の耳に届いていていた。「必ずあとで行くからね」と僕は心の中で答えた。

ハイリスク・エリアを出て水分補給をしていると、マッシモが僕のところに来て、救急車の到着を告げた。思ったより早く着いたようだ。センターで仕事を始めてから最初の救急車だ。

これまで、同僚から幾度となく聞かされた救急車にまつわる壮絶な話を思い出し、知らずしらずのうちに緊張感が高まった。初めての救急車対応であるため、僕は防護服を着てのハイリスク・エリアではなくローリスク・エリアで、通訳を担当する現地スタッフとともに、救急車から降りた患者さんの問診、情報収集を担当することになった。

4 爆弾

マッシモが、コンダクターとして患者さんを救急車から降ろす全プロセスの指揮をとる。病状の悪い中で、八時間近くも救急車に缶詰めにされた患者さんたちの心理状態は、察してあまりある。一刻も早く救急車から降りたいというのが、偽らざる心情だろう。そのため、救急車の扉を開けるやいなや飛び出してくる可能性があるが、もしその時に降車を誘導するスタッフの防護服を摑《つか》み乱したりすれば、スタッフがエボラに感染する危険性がある。重症の患者さんを一刻も早くセンター内に収容して治療を開始することは最も重要ではあるが、それ以前に患者さんたちに十分な説明を行い、事故のないように安全に降車させることが求められる。

そのために、コンダクターは救急車から離れたところで全体を見ながら安全な降車を指揮する。実際に救急車のそばで降車に立ち会うスタッフは、医療系スタッフ一名と衛生系スタッフ（消毒薬の調整・準備や、感染性廃棄物の処理、遺体の搬送などを担当する非医療系スタッフ）一名だ。この二名が予想外の事態に巻き込まれた時に備えて、医療系スタッフ一名と衛生系スタッフ一名がすぐに防護服を着用して応援に入れるよう待機している。

それ以外にも、自力で移動できない患者さんの担架による移動などを想定し、医療スタッフを数名待機させている。このような慎重な態勢は、この作業の危険性の高さと難しさを物語っている。

今回はエクスパットのオランダ人看護師ピアと、現地採用衛生系スタッフのカマラが防護服を着て救急車に向かった。

患者さんを降車させ、センターに収容するプロセスは、まずは防護服に身を包んだ救急車のドライバーに声をかけ、できる限りの情報を収集するところから始まる。救急車内の全患者数、そのうち生存していると思われる患者数、死亡していると思われる患者数、そして自力歩行が可能な患者数と担架による搬送が必要な患者数を聴取する。長時間の移動とはいえ、救急車が到着して最初の作業が死亡者数の確認とは、エボラという病気がいかに常軌を逸したものか思い知らされた。

午前中のトンコリリからの連絡では、六名の患者さんが搬送されてくることになっていたが、ドライバーによると、生存者が六人、搬送中に亡くなったと思われる人が一人の計七人が乗っているとのことだった。連絡による搬送予定者数と実際に搬送されてくる人数が違うことは決して珍しくないようだ。それだけ現地の状況は混乱していると言えるだろう。

生存者六名のうち、自力歩行が可能と思われる人が五人、担架による移動が必要な人が一人だった。すぐに待機していた医療系スタッフ二名の防護服装着が指示される。救急車の後面を念入りに次亜塩素酸でスプレーしたあと、ピアが患者さんたちに声をかけながらゆっくりと後面の扉を開いた。

あるエクスパットは、救急車は爆弾のようなものだと言っていた。開けてみるまでは救急車内の状況はわからず、彼にとってはセンターの業務の中でも一番緊張する瞬間だと。

離れた位置で観察している僕には救急車内の様子は見えない。ピアが患者さんに、その場から動かないように繰り返し声をかけている。

車外から車内の患者数を確認したところ、患者数は合計で七人、そのうち横たわっている人が二人。座っている人が五人。中には小さいこどももいるようだった。横たわっている二人はほとんど動かない。ドライバーの言うことが正しければ、このうち一人は生きており、一人は死んでいることになる。

ピアは繰り返し、繰り返し、自力で座っている大人四人とこども一人に落ち着いてゆっくりと降車するように声をかけている。

最初に救急車から顔を出したのはまだ若い女性だった。不安そうな表情を見せながら覚束《おぼつか》ない足取りで救急車から降りようとしている。ピアが手を差し出してなんとか無事に救急車から降りることができた。防護服を着けて応援に入った医療スタッフが、彼女をトリアージ（災害時など、多数の傷病者が発生した場合に、疾病の緊急度、重症度に応じて適切な治療を行うために治療優先度を決めることだが、エボラ治療センターでは、患者さんの緊急度、重症度とともに、エボラ感染の可能性の有無を再確認する）・エリアに誘導した。

続いて小さなこどもを抱えた女性が降りてきた。やはり足取りは頼りないが、それでもなんとか自力で降りてくることができた。もう一人は五〇代ぐらいの男性でその足取りは最も頼りなく、支えなしには歩けない状態だった。歩けそうな患者さんの最後の一人はやはり男性で、三〇代ぐらいに見えた。足取りはしっかりしていた。

こどもを含めた五人はトリアージ・エリアに入り、用意された椅子に自力で座ることができた。


救急車に残されたのは横たわっている二人だ。ピアは必死に声をかけている。二人のうち一人はわずかに反応があるようだが、もう一人は全く反応がない。反応のある一人も自力で起き上がることはできそうにないと判断し、応援で入った二名の看護師が担架で搬送することとなった。

マッシモが、ピアに担架を救急車内に入れるように指示している。狭い車内で患者さんが暴れたり、車内のどこかに防護服を引っ掛けたりすれば感染の危険性が高いため、できるだけスタッフは車内に入らないことが原則だ。だが起き上がることもできないなら致し方なく、ピアが車内に入り、車外にいる二名の看護師とともになんとか担架に乗せた。

幸い大きなアクシデントもなく、患者さんを救急車外に搬出したが、かなり離れたところから見ても、その顔色は相当に悪かった。

最後は反応のない一人だ。やむを得ず再び車内に入ったピアが脈、呼吸と瞳孔を見たうえで、死亡を確認した。

死亡が確認された患者さんはそのまま、救急車で遺体安置所に移動する。遺体は週に数回、赤十字のスタッフが引き取りにくることになっており、彼らの手でセンター近くの墓地に埋葬している。

担架で搬出された患者さんは僕たちの問いかけにも反応がほとんどなく、しかたなくトリアージを断念してプロバブル・エリアに収容した。こうして、残る五人のトリアージが行われることとなった。

5 トリアージ

最初の患者さんは二〇歳の女性。一〇日前に発熱や食欲不振を認め、その三日後からトンコリリ県の待機施設に収容されていたという。その間、これといった治療を受けることもなく、痛み止めだけが与えられていたそうだ。

彼女によれば、スタッフ不足のため、施設内には亡くなってから二四時間近くも放置されている遺体があるという。さらに酷いのは、前途を憂い首を吊る患者もいたが、その遺体さえスタッフが揃《そろ》うまでは首を吊ったままの状態で放置されているという話だった。

＊

西アフリカでのエボラアウトブレイク初期の段階では、ギニア、シエラレオネ、リベリア政府から応援要請を受けたWHOは、国際的な支援が届かない状況にあって、これら三カ国のリソースを基に感染対策を取らざるを得なかったであろう。しかし財政的にもマンパワーにおいても恵まれているとは言いがたいシエラレオネ、ギニア、リベリアなどの国々が自国の力だけでできる感染拡大抑止策には限界がある。

新型コロナウイルスの感染対策に窮する日本政府、医療機関、経済界を見て、もしもそれが致死率五〇パーセントを超えるエボラであったらどうだったかを想像すれば、西アフリカの三カ国の政府や人々だけに感染対策を委ねることなど土台無理な話であることが理解してもらえるのではないだろうか。

限られたリソースの中で取られた苦肉の策は、三カ国以外への感染波及、感染拡大阻止であったと考えられる。結果的に、エボラの感染拡大を防ぐという大義名分のために、不十分な人員で大勢の患者と無症状の接触者を一緒に隔離せざるを得ず、非人道的とも言える隔離政策が取られることになったのではないだろうか。


なぜ、先進国が早期から支援をしなかったのか。それはその後の経過を見れば明らかだ。アメリカ国内やEU圏内でエボラ患者が確認されるようになると、世界中の関心が西アフリカのエボラに注がれた。そして、西アフリカの患者数減少とアメリカ、ヨーロッパのエボラ患者が快復したというニュースを耳にするやいなや、世界の関心は一気に薄れていった。ちょうどその頃、現地に入って僕が目の当たりにした状況は、決して感染対策の手を緩められるようなものではなかったのだが。

つまり、西アフリカの感染状況がどれほど悲惨かということは、先進国に住む人たちが支援をするかしないかを判断する決定的な理由とはならないのである。先進国にまで感染が拡がり自分自身に危害が及ぶかもしれないという恐怖心、我が身かわいさだけが、支援の判断を左右していたということだ。

世界からの十分な支援を得られなかった現地において、限られたリソースの中で行われた感染拡大抑制策は果たして、本当にシエラレオネの人たちのためだったのだろうか。症状のないこどもたちを重症のエボラ患者と一緒に隔離するようなやり方を見る限り、それがシエラレオネの人たちのためのものであったとはにわかには信じがたい。シエラレオネの人々の生命が最優先されるなら、シエラレオネの未来そのものであるこどもたちが、無症状にもかかわらず、エボラ患者が溢れかえる待機施設に収容されてしまうようなことが良しとされるはずがない。

＊

トリアージでは、患者さん一人ひとりから病歴、既往歴、家族歴は当然のことながら、旅行歴、エボラで亡くなった人の葬儀への参加の有無、コウモリを含めた野生動物の食事歴に加えて、発症後の詳細な接触歴を聴取する。発症後に一〇人以上の人と接触している人も珍しくないが、わかる範囲で接触した人全員の名前、住所、電話番号（シエラレオネのようなアフリカの国々では固定電話の整備は十分とは言えないが、そのぶん、携帯電話がかなり普及している）、接触した日時、接触の程度などの詳細な内容を確認するため、聴き取りは一人当たり三〇分以上を要する。つまり五人全員から聴取するには二時間以上かかるのだ。

容態の決してよくない患者さんたちからこれほど時間をかけて聴取することに疑問を感じずにはいられなかったが、ここで得られる情報を基に患者さんを収容するエリアを決定し、その後の感染拡大防止のための活動につなげていくことを考えると、やむを得ないことなのだろうか。

救急車で運ばれてくる患者たちの中には、先に述べたように発症していないにもかかわらず救急車に押し込まれてくる人も少なくない。両親を失い、面倒をみる人がいないようなこどもたちがその典型である。「感染封じ込めのためにはやむを得ない」を言い訳に、接触歴があるという理由だけで、明らかにエボラを発症している患者と一緒に救急車の中に八時間も九時間も押し込まれて送られてくるのだ。

このようなこどもたちがいないかを確認し、見つければ、適切な隔離期間を設けたのちに、検査が陰性であれば児童養護施設へ収容することも、トリアージの重要な目的である。

また、トリアージで得られた情報を基に、ヘルス・プロモーション・チームによるコンタクト・トレーシング（接触者追跡調査）が開始される。患者との接触から二一日間の潜伏期間を終えるまで、全ての接触者を追跡するという気の遠くなるような作業が、感染拡大を防ぐために日々地道に行われている。

二人目は、女の子を抱いた女性だった。年齢は三五歳で女の子の母親である。発症からは一週間近く経過し、発熱、頭痛、嘔吐などの症状があった。抱かれている女の子は四歳のイサトゥで、不安そうな怯《おび》えた表情を僕に向けていた。声をかけると顔を背けてしまうため、母親に病状を尋ねると、軽い鼻水以外には明らかな症状はなく、普段と変わりなく元気に過ごしているとのことだった。父親はすでにエボラで亡くなっていた。

四人目は、五〇代の男性だった。約一〇日前に発症し、一週間前に待機施設に入院。発熱に加えて食欲不振、嘔吐、下痢、全身の関節痛、嚥下《えんげ》痛など多彩な症状を見せている。奥さんがこのセンターに入院しており、エボラと診断されているとのこと。彼は、椅子に座っているのがやっとという感じだった。

五人目は、三〇歳前後の男性で、体格もよく、椅子に座っている様子もしっかりしているように見えた。今日運ばれてきた患者さんの中では病状が軽いように思えた。症状は発熱と頭痛、食欲不振とのことである。しかし、どことなく冴えない表情をしていることが気になっていた。やがて問診を進めていくうちに、その理由が判明した。彼は、二週間前に、八カ月の娘と妻をこのセンターで亡くしたということだった。他に家族はいないという。

エボラが蔓延しているこの地域では珍しい話ではないかもしれないが、同時に娘と妻を亡くした男性の心境を思えば、表情が冴えないのも当然だと思われた。彼の快復を願う一方で、その表情や仕草から、もしかしたら、彼自身も妻や娘のもとへ行くことを願っているのではないか、という予感が頭をかすめた。

トリアージの結果を踏まえて、患者さんたちをサスペクト・エリアとプロバブル・エリアに振り分けていく。

母子を引き離すことが望ましくないのはわかっていたが、イサトゥの母親の病状は重い。こどもの面倒をみるのは大きな負担になると予想され、またイサトゥがエボラに感染していない可能性もあり得るため、母親をプロバブル・エリアに、イサトゥをサスペクト・エリアに収容した。

五〇代の男性はプロバブル・エリアに、三〇代の男性はサスペクト・エリアに収容した。

トリアージを終えると、すでに二〇時を過ぎており、待機していた夜シフトのスタッフに申し送りを行った。トーマスのことが気になったが、明日は早朝シフトでもあり、今日できなかったぶんもしっかり彼に時間をかけようと考えながら、ランドクルーザーに乗り込み、センターをあとにした。

6　アウトブレイク

今回の西アフリカでのアウトブレイクはなぜ起きたのだろうか。

一九七六年以降のエボラの二〇回あまりの流行は、いずれもサハラ砂漠以南の中央アフリカの熱帯雨林地域で発生しており、西アフリカでのエボラ発生は今回が初めてだった。エボラを経験したことのない人たちの間に発生したことが、未曽有のアウトブレイクとなった第一の要因だろう。

国境なき医師団は、アウトブレイクを起こしたギニア、リベリア、シエラレオネの三カ国でエボラ治療センターを開設、運営したが、開設当初、治療センターに収容された患者の多くが命を落としたことから、先述したように「治療センターでは人体実験をしているのではないか」といった噂まで広まってしまった。そのため、重篤な症状のある患者たちでさえ、治療センターへの入院を拒否したり逃れたりしたことは、その後の感染拡大の一因になったと考えられる。

MSFは、治療への理解を得るために、治療センターの塀を取っ払い、外からでも治療センターの中が見えるシースルーの構造に変更した。さらに、地域のコミュニティーを回り、エボラに関する啓発活動に力を入れ、病気と治療、感染予防について理解してもらう努力を続けた。

未曽有のアウトブレイクの原因の二つ目は、それまでのようなジャングルの中に限定された流行ではなく、都市部に拡大してしまったことだろう。

感染拡大を防ぐためには、患者の接触歴を聴取し、接触した人たちを潜伏期間である二一日間にわたって追跡する必要がある。だが、都市部における人の流れは複雑で、接触者の特定、追跡は非常に困難であるため、感染が容易に拡散してしまう結果となったのではないだろうか。


第三の原因には、国際社会の対応の遅れを挙げなければならないだろう。

発端は、二〇一三年一二月にギニアのある村で原因不明の死者が九二名発生したことだ。過去にエボラの経験のない現地の保健機関（おそらくは、日本の保健所のような機能を任されているところ）がギニア保健省に報告を上げたのが、二〇一四年の三月一〇日だった。ここまでに三カ月以上を要している。

ギニア保健省は、三月一四日には調査チームを現地に派遣し、六日後の三月二〇日には、「原因不明の出血熱により三六名が感染、二三名が死亡」を報告し、採取された検体をフランス、ドイツに送った。同日、国境なき医師団の調査チームも現地に入った。三月二二日になって、エボラウイルス・ザイール型であることが判明し、ギニア保健省はWHOアフリカ事務所に、「初めてのエボラ出血熱確認」と報告した。

三月三一日にはリベリアのギニア国境近くでも初のエボラ患者が報告されたが、WHOが行動を起こすことはなかった。約二カ月後の五月二六日にシエラレオネで初のエボラ患者が報告され、六月一七日には、リベリアの首都モンロビアで患者が発生した。六月二一日に、MSFは「total out of control（完全に制御不能）」を宣言したが、WHOがギニアの首都コナクリにエボラ対応センターを開設する七月二五日までには、さらに一カ月以上を要した。WHOによる「国際的に懸念される公衆衛生上の緊急事態宣言」発出がされたのは八月八日である（国境なき医師団「史上最大のエボラ流行の1年——極限まで、そしてその先へ」）。

六月末のリベリアの国境なき医師団のエボラ治療センターは、入院可能な人数以上の患者を入院させながら対応していたが、急激に増加する患者数には全く追いつかず、治療センターの前には、入院を希望する患者が大勢詰めかけ、列をなしていた。MSFのスタッフは、自宅で待機するように説得を試みたが、家族への感染を恐れて家に帰れない多くの患者たちが、あろうことか治療センターの前で息を引き取るような状況だった。

WHOを含めた国際社会の対応の遅れに全ての責任を負わせるつもりはないが、未曽有のアウトブレイクとなった要因であることは否めないであろう。

さらには、西アフリカの当該各国の政府が、感染者の発生を認めることによって国境が閉ざされ、人々の生活や経済活動に大きな影響が出ることを恐れ、患者の発生報告が遅れてしまったことも、アウトブレイクの拡大を助長する一因となったかもしれない。

7　ビール・タバコ・コーヒー

トリアージと申し送りを終えて宿舎に戻ると、真っすぐ事務所に向かい、事務所入り口に設置されている大型冷蔵庫から缶ビールを取り出し、プルタブを引いた。カイラフンでは事務所の共用冷蔵庫にビールが冷やされていて、自由に飲むことができた。まだ二日目ながら、防護服を着用して活動したあとの渇いた喉にビールは吸い込まれていくようだった。危惧していた恐怖心にとらわれることなく診療ができたこともビールの味を引き立ててくれた。

食事は、食堂で摂るようになっており、配膳係の現地スタッフがマスクと手袋を着用し、一人ひとりにその場で給仕してくれる。

MSFでは、現地のコミュニティーとのつながりを持つため、またわずかでも現地に雇用を生むために、現地のコックを雇い食事の用意をしてもらっている。それでもカイラフンのように給仕係がいるという話は、これまで聞いたことがない。

熱帯地域で活動を行う場合、どんなに気をつけていても、細菌感染や寄生虫感染により下痢を起こしてしまうのが常だ。一般的なプロジェクトなら、「またか」といった程度で、ほとんどの場合は薬を飲めばそれでおしまいだが、エボラのプロジェクトではそうはいかない。先にも書いたように、エボラのプロジェクトを滞りなく進めるためには、エクスパット全員が常に完全に健康な状態を維持しなければならないのだ。

二日酔いからくる頭痛でさえ、例外ではない。スーダンやパキスタンなど、イスラムの国で活動をする際には、その国の習慣、政策に従い、エクスパットも禁酒せざるを得ない場合が少なくない。MSFに初めて参加した二〇〇三年のスーダンでは、外国人を対象としたわずかな高級ホテルや高級レストランを除けば、アルコールは手に入らなかった。

安月給のMSFメンバーは、特別な場合を除けば高級レストランに行くことは叶わず、気温五〇℃の中で終日活動したあとでも、ビールを飲むことはできなかった。

活動していたスーダンの孤児院で一日に五人のこどもを看取った夜も、ビールの助けを借りることはできなかった。悶々《もんもん》としたまま夜を明かしたことは忘れられない。あの時ほど、アルコールの必要性を痛感したことはなかった。

そんな経験からビールのありがたみを知ることとなり、それ以来、ビールは命の水と思い込んで疑わないが、そんな僕でも、二日酔いを避けるため、カイラフンでは一日一本と決めていた。空腹と軽い脱水状態でビールを飲んだせいか、すぐにいい気分になった。トーマスのこと、トリアージした母親と女の子のこと、娘と妻を亡くした男性のことなどが酔った頭の中に浮かんでは消えたが、知らぬ間に眠ってしまった。

年齢からくるものなのか、それとも長年、小児救急医療に従事し、夜間の診療や呼び出しに対応してきたことが多少なりとも影響しているのか、普段から僕の眠りはとても浅く、ちょっとした物音ですぐに目を覚ましてしまう。

長く勤めたことも病院を退職したことや、日本にいる家族や友人などのことが頭を駆け巡り、時差ボケが追い打ちをかけるようなかたちで、ただでさえ浅い眠りは一層浅いものになっていた。

夜中に何度も目を覚ましては、時計を見て、まだ二時、まだ三時といった具合だ。四時に再び目が覚めてからはまんじりともできず、翌日は早朝シフトだったこともあって、そのままベッドから這い出した。日本から持参したインスタントコーヒーを水で溶かして、タバコを吹かした。

タバコは二〇歳になって分別がつくようになったらやめるのが常識？　なのかもしれないが、僕は生真面目に二〇歳から吸い始めた。これまで何度か禁煙を試みたこともあったが、今年五~八月の南スーダンの活動で再び吸い始めたタバコは、帰国後も増えはしても減ることはなく、日本を発つ前には一日に二箱近くになっていた。

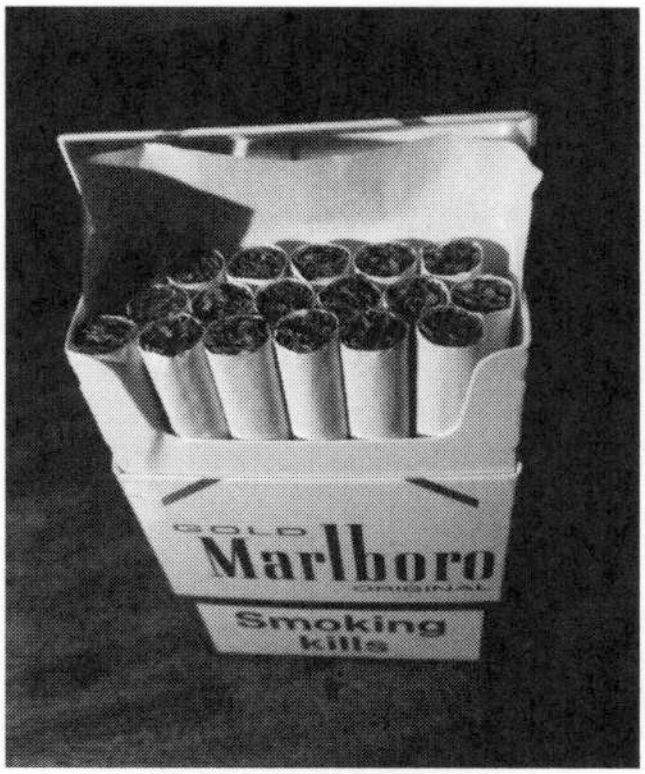

感染症流行地域の喫煙者の流儀、消毒した手で逆さまに入れたタバコ。

特にどこかの団体や組織と比較したわけではないが、MSFのスタッフは喫煙率が高いと思う。フランス人が設立した組織でフランス人が多い（フランス人の喫煙率は先進国の中では非常に高い）ことが影響しているかもしれないし、危険な地域での生活や活動、時に多くの患者が亡くなるなど、ストレスの多い活動であることも影響しているかもしれない。

シエラレオネに入った翌日、食堂の外でタバコを吸っていると、タバコは封を開けた時に、消毒した手で全部箱から出して、逆さまに入れ直すといいよと教わった。そうすれば、火をつける方が上になり、そこを持ってタバコを口にくわえると、手で触った部分を口にくわえなくてよくなるからだ。感染症流行地域に行く喫煙者は、知っていると便利かもしれない。

浅い眠りで疲れが取れない身体を、スプーン山盛り三杯入れて作った濃いインスタントコーヒーとタバコで覚ます。フィールドに入ってまだ三日目とはいえ、環境の変化や、体力的にきつい防護服を着ての活動などからくる疲れも、トーマスや昨日入院してきて母親と離れて過ごしているイサトゥのことを思えば、気にならなかった。

ニコチンの血中濃度をしっかり上げて、カフェインで脳みそに活を入れ、部屋を出た。

8　視界

活動三日目　一一月一三日

早朝シフトの場合、朝六時に宿舎を出発する。まだ明けぬ真っ暗なカイラフンのデコボコ道を二〇分ほど揺られるとセンターに着く。すぐに手術着と長靴に着替えてセンター内に入り、その足で防護服を身に着けハイリスク・エリアに入っていく。

早朝シフトでは、採血が重要な仕事だ。できるだけ早い時間に採血を行えば、午後の早い時間に検査結果が確認できる。そうすれば、サスペクト・エリアやプロバブル・エリアの患者さんに少しでも早く退院してもらえたり、コンファームド・エリアに移動してもらえたりする。また、快復期に入った患者さんの治癒を確認して退院させることが可能になる。

これは、シエラレオネ中で治療センターに空きが出るのを待っている患者さんたちのためであると同時に、遠方からセンターに送られてきた患者さんが退院したその日のうちに家に帰れるようにするためだ。しかしながら、暗い中での針を使った作業は危険であるため、夜が明けて明るくなるのを待ち、六時半頃から採血を行う。

採血に必要なものは、前日のうちに用意されている。患者さんの名前が記入されたスピッツ（血液を入れる試験管）は、注射器や針とともに、名前、性別、年齢が記入されたビニール袋（ジップが付いて密封できるもの）に準備されている。

エボラの診断は原則、血液検査に依っている。カナダ政府が支援するNGOが、センター内に検査室（検査テント）を開設していた。血液中のエボラウイルスそのものを測定するため、基本的に偽陽性（感染していないにもかかわらず、検査上、陽性結果が出てしまうこと）はない。

ただし、発病から三日までは体内のウイルス量が少ないため、偽陰性（感染しているにもかかわらず、検査上、陰性の結果が出てしまうこと）となり得るため、エボラ疑いの患者を、確実に非感染者、つまり感染していないとして退院させるには、中三日置いた二回の検査が必要だ。また一旦感染が確認された患者を退院させるためには、中二日空けて二回の陰性を確認することと決めていた。

一日の採血者数は二〇人程度であった。二人で手分けして採血することになっているが、僕は小児科医ということで、その日の採血予定者の中からこども全員の六人と大人四人の計一〇人が割り当てられた。防護服を着け、ゴーグルをしての採血は初めてだったが、小児科医として二〇年近く、小さな赤ちゃんの採血や点滴もしてきたことを思えば、そんなに小さい子もいないようだし大丈夫だろうと、少し高をくくっていた。

サスペクト・エリアに入ると、採血を予定している患者さんの名前を呼んで、テントから外に出てきてもらう。一人目は昨日入院してきた、妻と娘を亡くした男性だった。声をかけるが、相変わらず沈んだ表情で、何も応えない。心理療法士に面談を依頼し、カウンセリングの必要性を検討してもらうことにして、採血を行った。

三人目の患者さんの採血を終えた頃、予想していなかった事態が起こった。ゴーグルが曇り始めたのだ。昨日までの四回の活動では、曇り止めをしていなかったにもかかわらず、診察中にゴーグルが曇ることは一度もなかった。防護服の装着時に、念入りに曇り止めをゴーグルに付けている人たちを見て、そこまでしなくても大丈夫なのにと、横目で見ていた僕は、エボラ患者を相手に針を使う、最も危険かつ、最もクリアな視界を求められる時にゴーグルを曇らせてしまった。

眉間の辺りから始まったゴーグルの曇りは徐々に周囲へと広がり、残すところ、こども三人となった時点で、右上の直径二センチ程度を残して全部曇ってしまった。三人とも退院を待つこどもたちだった。検査結果次第では今日、センターを出て家に帰ることができるのだ。そう思うと、なんとか予定通り採血を終わらせたいと考え、直径二センチの視野で採血を行った。

あとで聞いたところ、MSFでは、ゴーグルが曇った場合には、危険を回避するため、すぐにハイリスク・エリアを出る取り決めになっていたのだが、その時は認識不足だった。

二センチの視野で、手袋を二枚着けて、小児の採血や採血介助の知識のないスタッフとともに行う採血は、非常にタフなものだった。顔を斜めにして右上の二センチの視野で血管を探し、嫌がるこどもを諭《さと》す。制限時間いっぱいだったため、失敗も許されない。これまで小児科医として経験してきたどの採血手技よりも困難だったが、泣き言は言っていられない。

幸い、運も味方してくれたようで、なんとか無事に採血を終えた時には、クリアな視野はほとんど残されていなかった。無事に防護服を脱いでローリスク・エリアに出た時には、いつもとは違う、嫌な冷や汗でびっしょりだった。とにかく三人のこどもたちを家に帰してやりたい一心だったが、大手術をやり終えた外科医はこんな心境なのではないかと（経験がないので本当のところはわからないが）、胸をなでおろした。

八時になり、日勤シフトに入っている現地採用の看護師が続々とセンターにやって来た。皆、まだ眠そうな表情だ。全員揃ったところで、夜勤スタッフからの朝の申し送りが始まった。

そこで耳を疑う事実を告げられた。トーマスが昨夜亡くなったという。センターに来て初めてハイリスク・エリアに入った時に、身体を洗ってあげた、あのトーマスだ。昨日、彼から「抱っこして」と言われた時、僕は制限時間が迫っていたから、抱っこしてあげることができなかった。そのトーマスは、もうここにはいない。「あとでたくさん抱っこしてあげる」なんて、悠長なことを言っている間に、帰らぬ人となってしまった。

僕はショックと後悔で言葉を失った。ここでは、「またあとで」や「また明日」は許されないのだ。エボラは決して待たず、あっという間に患者の命を奪っていく。初めてハイリスク・エリアに入り、トーマスの身体に触れた時の彼の柔らかな感触や熱さ、そして彼が僕を呼ぶ声が蘇り、申し訳ない想いでいっぱいになった。

しかし、下を向いてはいられない。彼から教わったことを活かさなければ。患者さんたちにも、僕たちスタッフにも無駄にできる時間などない。一秒一秒が勝負なのだ。

カイラフンのエボラ治療センターには各シフトにエクスパット看護師数名を含めた看護師十数名、一名の現地のCHO（コミュニティー・ヘルス・オフィサー）、一～二名のエクスパット医師が勤務している。各シフトのエクスパット看護師の中の一人が看護師リーダーとなり、そのシフトの看護師と医師の担当患者、役割などを決める。

9 こどもたち

アフリカなどの発展途上国には医師と看護師の間にCHOという資格が存在する。医師の教育期間や資格は概《おおむ》ね万国共通だが、発展途上国には医師を養成する資金が不足している。そのため、医師よりも短期間かつ安価に養成できるCHOが医師の代わりをしている地域が少なくない。CHOが行う医療には制限はあるが、日常的な薬の処方や処置などはなんら問題なくこなしている。医師と看護師の間に位置するポジションと考えても、大きく外れてはいないように思う。

エクスパット看護師が医師の担当患者も決めているということに違和感をおぼえるかもしれないが、MSFの活動においては、看護師が医療チームのリーダーであることは珍しくない。さらに今回の場合には、エボラの活動であるということも大きく影響していると考えられた。

エボラの活動では、医師が医師として機能することが難しい。患者に対して提供できる医療が非常に限られているからだ。極端な言い方をすれば、痛みを和らげる緩和医療などがエボラ治療センターの医療の中心で、医師でなければ判断が難しい、実施できない医療はわずかである。だから、医師と看護師の区別なく患者が割り振られていた。

救命につながる決定的な治療法は、まだ明らかになっていない。決定的ではないとしても、おそらくは有効だろうと考えられている点滴や体内の電解質（水に溶けると電気を通す物質のこと。体内では、細胞の浸透圧を調整したり、神経や筋肉の働きに関わるなどの重要な働きをしたりしている。主なものはナトリウム、クロール、カリウムなどで、多すぎても少なすぎても細胞や臓器の機能が低下し、命に関わることもある）の補正などの治療にどの程度、救命効果があるのかさえ、未だに明らかになっていないのが現状だ。加えて、人員不足の問題があり、現実に提供している医療は、痛み止めや経口補水塩ORSを配る程度なのだ。

医師として活動に参加している立場からするとやりきれない思いではあったが、まずはできることをやるしかない。割りきれないことは、できるだけ考えないようにしていた。

この日の僕の担当は、入所中のこども全員と決まった。数えると一五歳以下のこどもは、一七人。そのうち、退院を待つ快復期に入っているこどもが七人、診断が確定していないこどもが五人、診断が確定し、まさに今、エボラと戦っているこどもが五人だった。

快復期にあり、親やきょうだいが付き添っているこどもたちには、まずはローリスク・エリアから問診を行う。こどもと親、もしくはきょうだいの名前を呼んで、ローリスク・エリアとハイリスク・エリアの境界を形成するオレンジ色のフェンスの前まで来てもらい、フェンス越しに話を聞くのだ。時間の限られた防護服での作業時間を短縮するのが目的だ。

下痢や嘔吐の有無、食事や水分摂取の状況、その他の症状などについて一人ずつ確認し、五人の問診を終えることができた。

その結果、防護服を着て回診するのは、サスペクト・エリアの五人、コンファームド・エリアの急性期の五人、付き添いがいない快復期の二人の計一二人になった。六〇分で全員を回るには、一人平均五分で回らなければならない。

バディと流れを打ち合わせてハイリスク・エリアに入った時には、すでに一一時を少し過ぎていた。

まずはサスペクト・エリアにいる昨夜到着した四歳の女の子、イサトゥのところに向かう。僕が近づくと表情をこわばらせた。今日のバディの現地採用看護師シェキールに通訳してもらいながら話を聞いた。なんとか泣かずにシェキールの問いかけに首を縦に振ったり横に振ったりしている。どうやら食事は摂れている様子で、体温を測定すると三七・六℃。体調に大きな変化がないことを確認して、ホッとした。今朝採血した結果が午後には出るが、陰性であることを願うばかりだ。

イサトゥ以外にサスペクト・エリアにいたのは六歳のオスマン、八歳のイブラヒム、九歳のカディアトゥ、一一歳のファットマタだった。四人とも症状は咳《せき》、鼻水、下痢などの風邪症状程度だった。全員、全身状態は良く、食事も摂れていた。

前に少しだけ触れたが、この部分に疑問を持つ読者がいるかもしれない。

なぜ、そんな軽症のこどもたちがエボラ治療センターに入れられているのかと。

彼らは、エボラ患者との接触歴があり、多くの場合、親、きょうだいにエボラ患者がいたというケースだ。それに加えて、程度は軽いにせよ、例えば鼻水とか下痢など何らかの症状を有しているので、MSFのトリアージ・ガイドラインに則《のっと》って、入院している。

今、サスペクト・エリアにいるのは、家族の中にエボラの感染者がいるこどもたちばかりだった。

非常に重要なことであるが、先述したようにエボラは発症するまで周囲への感染力がない。コロナやインフルエンザのように発症前から感染力のある病気と違い、ある意味、感染対策を立てやすいはずだが、一旦感染したら非常に致命率が高いことが、感染対策を迷走させている。

つまり、どんなに濃厚な接触歴があったとしても、無症状の人を有症状の人と一緒に隔離しないということがエボラの隔離の原則だ。でも現実には、両親がエボラで亡くなったり、家族が入院しているようなこどもたちの場合、世話を買って出る人をすぐに見つけられなかったり、すぐに収容できる施設もないために、症状を有する人たちと一緒にエボラ患者待機施設（治療センターに空きが出るのを待つ間に収容される施設）に入所させられているケースが少なくないのだ。

当然、そのような隔離の結果として、隔離期間にエボラに感染してしまうこどもたちも少なくないはずだ。

だが、このような理不尽かつ非人道的な隔離のうえに感染の封じ込めが行われていることを、日本や世界の人たちは知るよしもない。ただ毎週発表される感染者数や死亡者数に一喜一憂しているのが現状だ。

イサトゥを除く四人のこどもたちがこのセンターに運ばれてきた経緯について詳しいことはわからなかったが、彼らはここでも明るさを失わず、笑顔を見せている。

どんな厳しい環境でも笑顔を忘れないこどもたちのたくましさ、おおらかさが、僕が小児科医として二〇年以上働いてくることができた要因だ。大人もこどもも入院している病院の小児科病棟に行けば、すぐにわかるはずだ。病院の中で、ひときわ、笑顔と明るさに溢れている。こどもたちの診療に携わる中で、僕は彼らに元気をもらったり、いろいろなことを教わったりしながら、小児科医をやってきたように思う。

ここシエラレオネのエボラ治療センターでも、僕はこどもたちの笑顔に救われ、勇気づけられていた。

第3章

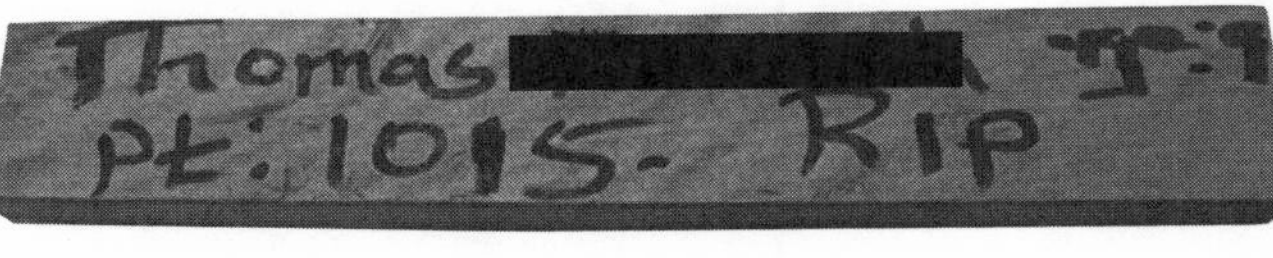

9歳で亡くなったトーマスの墓標。

1　志望動機

「どうして国境なき医師団に参加しようと思ったのですか？」

これは、一般の方々に国境なき医師団について話をする機会がある時に、一番よく聞かれる質問だ。これまで何十回と聞かれてきたように思う。

多くの場合、僕はこう答えてきた。

「不公平な世の中にＮＯという意思表示をしたかったから」と。ちょっと格好よすぎるかもしれないけど、正直なところでもある。

飽食が叫ばれる一方で飢え死にしていくこどもたち。最新の医療に何千万円、何億円もの費用がかけられる一方で、二五円のワクチンが打てないために死んでいくこどもたち。

どう考えても不公平すぎる話でどうにもやりきれないが、残念ながらその不公平を正す力が僕にないのも事実だ。そんな力、誰も持っていないかもしれないけど。

だからといって知らないふりもできない。たぶん、僕はかなり不器用だから、無駄だとわかっていても、ＮＯと言うためにアフリカに向き合ってきた。飢餓と病気に苦しむ人たちに、あなたたちのことを忘れずにいる人間がここにもいますよ、と伝えられたらと。

何も変えられないという現実を少しでも忘れられたら、死んでいくこどもたちと残される母親の哀しみに寄り添えたら、彼らと一緒に泣けたらと思いながら、活動に参加してきた。

何年か前に高校の同級生に会った時にも、どうしてそんなことをしているのかと聞かれた。「お前、高校生の時、特に正義感が強いとかって感じでもなかったし」と。
自分でもそう思う。ごくごく普通の田舎の高校生だった。何を間違えてこんなことをするようになったのか、少し振り返ってみたいと思う。

僕は東京で生まれたが、ものごころつく前から父親の転勤について回り、広島県や鹿児島県の沖永良部島など西日本を中心に転々として過ごした。四歳年上の姉は体格が良く、学校の成績も運動神経も申し分なく、一方、僕はというと、中学まではずっとクラスで一番背が低く、勉強や運動はどちらも中ぐらいで、姉と比較されて、もっと頑張れと言われることが多かった。
小学校からは、父の実家のあった福井県で暮らした。中学の時に両親が離婚して、それからは母と姉との三人の生活となった。都会と違って、離婚が珍しい田舎での生活は、母親にとってはストレスだっただろう。僕自身もそれを無意識の中で感じていたように思うし、高校を卒業したら、広い世界へという想いはそのあたりから芽生えたのかもしれない。

高校三年生になると一気に視力が低下し、こどもの頃からの憧れだったパイロットを養成する学校への入学を断念した（当時は裸眼で両眼ともに一・〇以上が入学試験の合格基準に含まれていた）。目標を失い、自由度の高い大学に入学したが、そこでもやりたいことは見つからず、そうこうしているうちに便器を真っ赤に染める血尿が出て、慌てて病院に行くと、検査入院を勧められ、言われるがままに入院した。恥ずかしい検査や痛い検査をたくさん受けたが、知らないうちに血尿も治り、担当の医師からの「原因はわかりませんでした」の一言で退院となった。

この時の憤りに加え、自分の身体のことさえわからないという思いが僕を医学部の受験に向かわせたのかもしれない。

なんとか二年で医学部に入ったが、医学への興味や関心は長続きしなかった。母子家庭の僕は、高級外車を乗り回す友人たちを横目にアルバイトに汗を流す日々を過ごした。

「医者になったら金持ちになってやる」なんていう思いが頭をかすめたのは、この頃だったように思う。

卒業が迫る頃になっても、「なぜ自分は医師になるのか」という問いに明確な答えを見出せていなかった僕は案の定、国家試験に不合格となった。

昼間は保育園でアルバイト、夕方は家庭教師をし、夜は勉強という生活を送るようになって半年が過ぎた頃、僕の中に不安や孤独感が芽生えたのだろう。気がつくと、いつか友人と遊びにいったことのあった教会のドアをノックしていた。

そこで、僕はその後の人生を変える一つ目の出会いに恵まれた。

その教会の長老（長老派の教会の世話役）を務めていた女性が語った言葉は、「損をすると思う方を選びなさい」だった。

正直、金鎚《かなづち》で殴られたように感じた。自分がいかに得することばかりに躍起になっていたかに気づき、恥ずかしくなった。

とはいえ、すぐに損をする方を選べるようになったわけではなかったが、少なくとも、損得を離れて、好きなこどもを相手にできる仕事、小児科医になることを決めた。

こどもが好きな理由、それは僕にも正直わからない。僕自身がいくつになってもこどもみたいなものだということかもしれない。

熱が出て小児科の外来にやって来るこどもたちは、一人前にしんどそうにしているのだが、重症でない限り、顔を赤くしてフーフー言っている様子さえかわいいのだから、大人がどんなに頑張ってもこどもに勝てるはずがない。

さらにこの後、僕にとって大切な二つ目の出会いが待っていた。

それは、空港のロビーのテレビ画面に映し出された、栄養失調のこどもと寄り添う医師の姿だった。折しも、国境なき医師団の事務局が日本に開設される年だったのだ。何げなく見たテレビ画面から僕は目を離せなくなった。

栄養失調に苦しむこどもの存在はもちろん知っていたが、自分の住む世界とは完全に切り離された世界の出来事だった。ところが、その映像が、彼らの住む世界と僕の住む世界を一気に一つにつないだのだ。

わずか数十秒間の出来事だったが、その瞬間、僕は国境なき医師団での仕事に人生をかけようと決心していた。

僕の頭の中には、長老である恩師がかけてくれた言葉が浮かんでいた。

「最も弱い人たちのために働きなさい」

無事、国家試験に合格し、東京の大学病院での勤務が始まって以来、学生時代を過ごした街や教会を訪れる機会は限られていて、長老に会うこともなかなかできない。それでも、たいして真面目でも誠実でもない僕みたいな男が事あるごとに彼女の顔とその言葉を思い出すのはなぜなのか、自分でも不思議に感じている。

「自分は、最も弱い人たちのために、自分のためではなく誰かのために、今を生きられているか」と。

あれから約三〇年の歳月が流れたが、たいてい長続きしない僕が、この活動だけには、あの時と変わらない気持ちで関わっていることに、我ながら驚いている。

2 proximity

私たちMSFの活動の基本方針に、proximity（近いこと、近接）というものがある。世界には数多くの国際援助団体があるが、患者さんや支援を待つ人たちと直接接するのは、多くの場合現地スタッフで、海外からのスタッフは、事務所の中で活動計画を立て、現場の現地スタッフに指示をする立場だろう。

そういう団体では、活動に参加しても、支援を待つ人たちとの距離が期待とは違って遠く離れているようなケースも多いのではないだろうか。だがMSFでは、このproximityという原則のもと、海外から派遣されたスタッフが患者さんや支援を待つ人たちと直接対話し、自ら診察、治療することをとても大切にしている。

患者さんとの距離の近さは、私たちのモチベーションの源である。一方で、患者さんの死はその都度、私たちに大きな衝撃を与えるのも事実だ。

アメリカの医療社会学の第一人者であるレネー・C・フォックスの言葉を引用する。

MSFのメンバーは、自分たちがケアしている子どもの死を、悲しむべき恐ろしい悲劇としてだけではなく、つらく実存的な問題を彼らに突きつける、許しがたい失敗として受け止めている。（中略）子どもたちが生命を脅かす病気から回復して、顔を輝かせ、微笑をうかべ、笑い声をたてるのを見ると、MSFメンバーたちは希望を取り戻し、自分たちの医療介入が意味をもつという自信を取り戻すのである。

（レネー・C・フォックス『国境なき医師団——終わりなき挑戦、希望への意志』、坂川雅子訳、みすず書房）

紛争地はもちろん、災害の現場や道路事情が著しく悪い地域、宗教や文化が医療へのアクセスの壁となっている地域において、proximity の原則を守ることは決して容易なことではない。

インドネシア東端の小さな島、アロール島で麻疹《はしか》が流行し、多くのこどもが命を落としていた二〇〇五年に、島中のこどもたちに麻疹ワクチンを打ちに行ったことがある。

アロール島までは、インドネシアの首都ジャカルタから飛行機と船を乗り継いで約二四時間。長旅を経て到着したその島で僕を待ちかまえていたのは、現地スタッフのストライキだった。

予防接種活動は、すでに予定より一カ月も遅れていて、現地入りする前に本部スタッフから、遅れを取り戻すようにという厳しい通告があった。

ところが地球の果てのような小さな島まで来てみたら、歓迎してくれたのはストライキという現実。多少面食らったが、現地スタッフの協力なしには活動を続けられないと考え、翌日から現地スタッフの家を一軒一軒歩いて回り、話を聞いた。

小さな島だったが、島内の道路事情はひどいもので、二〇人のスタッフの家を回るのに一週間を要した。それでも一人ひとりと話をしたことで、彼らがストライキをしている理由を理解し、可能な範囲の対応策を示したところ、二〇人のうち一五人は活動の再開を約束してくれた。

スタッフが戻ってきて活動を再開したまではよかったが、アロール島の厳しい自然は予想以上だった。おそらく火山の噴火でできたアロール島は、中央部に険しい山々が連なり、海岸沿いは、わずかな平地を除けば切り立った崖だった。車で移動できるのは島の中心で事務所があるカラバヒぐらいで、それ以外は陸路ならば徒歩。陸路でのアクセスが不可能なところには、モーターボートと燃料輸送用の漁船で船団を組んで向かった。

徒歩といっても平地でのそれとはほど遠く、崖を這って山を登ったり、ずぶ濡れになりながら渓谷を下りたりした。

「ここで落ちたら死ぬな」と何度も思った。

活動終盤、最後に残された、カラバヒから一番遠くの村に向かうため、モーターボートで夜明けと同時に出発した。が、あいにくの強風に邪魔されて目的の村への到着は大きく遅れてしまう。灯台もない海域での夜間の航行を避けるために、日暮れ前に事務所に戻る必要があったが、村のこども全員の予防接種を終わらせたため、出発が予定より二時間遅れた。結局、事務所に帰ることはできず、燃料補給用の漁船で夜を明かすことになった。

朝からの風は時間とともに強まり、そこに激しい雨も加わり、日付が変わる頃には嵐の様相を呈していた。雨に濡れないように船内で休みたいところだったが、船内には世界中から集まってきたのではないかと思うほどの無数のゴキブリがいたため、僕はやむなくデッキで風雨にさらされる方を選んだ。永遠に続くかのように思われた夜は、忘れられないほど美しい朝焼けとともに明けた。

東日本大震災の現場では、国境なき医師団のチームは、瓦礫《がれき》がまだ撤去されていない道を五時間近く歩いて南三陸に入った。MSFは日本国内に活動基地がないため、ヘリコプターも四輪駆動車もなかったが、現地のタクシーと自らの脚を駆使して、南三陸に一番乗りした。

南三陸に入ると、避難所での診療と並行して、大きな医療ニーズがあることをメディアを通じて発信した。翌日には自衛隊を含め、数多くの支援団体が南三陸に入った。

七万人以上の人が亡くなった二〇〇五年のパキスタン地震は、パキスタン北東部、標高八〇〇〇メートル級の山々が連なるカラコルム山脈を望む山岳地帯に大きな被害をもたらした。

現地入りした僕は、活動の大半を標高二〇〇〇〜三〇〇〇メートルの山岳地域の移動診療にあてた。テントを担いで、山の斜面に点在する集落を歩いて回り、必要に応じて応急処置を行い、重傷者があれば、ヘリコプターによる搬送を要請した。

厳格なイスラム教徒が多い地域で、地震で夫を亡くしても、女性が一人で診察や治療を求めて出歩くことは許されない。そのため、大怪我を負いながら、家の中でじっと痛みをこらえている女性も少なくなかった。

＊

国境なき医師団は、一九七一年に、国際赤十字での活動経験があるフランス人の医師とジャーナリストらによって設立された民間非営利の国際的医療人道援助団体である。現地での援助活動だけでは救えない生命を、当時の国際赤十字では許されなかった証言活動（活動を通して得た現地の情報を世界に発信することによって、問題提起をすると同時に状況の改善を目指すこと）によって救うことが、国境なき医師団の特徴の一つであり、国境なき医師団の設立の大きな動機であった。

独立・中立・公平を原則とした活動が認められ、一九九九年にはノーベル平和賞を授与された。設立五〇年を翌年に控えた二〇二〇年には、アジア、アフリカ、中東、南米など八八の国と地域において、四万五〇〇〇人あまりのスタッフが活動に当たっている。

年間九九〇万件の外来診療、八七万件の入院、一一万件以上の外科手術、三〇万件を超える分娩、一〇〇万回以上の麻疹ワクチン接種などを可能にした約二〇〇〇億円（二〇二〇年）を超える活動費の九七パーセントが、七〇〇万人を超える世界中の民間支援者からの寄付収入で賄われている。このことは、国境なき医師団の活動の独立性、中立性、公平性を担保すると同時に、活動の原則が絵に描いた餅ではないことを示していると言えるだろう。政府や公的機関からの資金援助は時として、援助を必要としている人々のニーズよりも、援助する側の利益やニーズが反映されるからだ。

＊

世界には医療へのアクセスを閉ざされた人々が、まだまだたくさんいる。

彼ら、彼女たちが医療にアクセスする術を持たないのであれば、私たちがそこに向かおう。

話を一七人のこどもを担当した活動三日目の治療センターに戻そう。こどもたちの問診を行ったこの日はプロバブル・エリアにこどもはいなかったため、サスペクト・エリアから真っすぐコンファームド・エリアに向かった。

3 点滴

コンファームド・エリアでエボラと格闘していたこどもたちは、一二歳のジャネット、七歳のマリアマ、六歳のクリスティアマ、五歳のモハメド、一一カ月のアブバカルだった。

ジャネット、マリアマ、クリスティアマは三姉妹で祖母と一緒に入院していた。ジャネットはすでに改善の兆しを見せていたが、マリアマとクリスティアマの二人は起き上がることもできなかった。特にマリアマは喉の痛みを訴え、ORSを与えても一口飲むのがやっとだった。

モハメドは母親と一緒にこのセンターに入院してきたが、その母親はすでに帰らぬ人となっており、今は一人で病気と戦っていた。やはり容態は思わしくない。それでも抱き起こしてORSを与えると、なんとか飲んでくれた。

アブバカルと一緒に入院していた母親は快方に向かっていたが、アブバカルの容態は深刻なものだった。ミルクはなんとか飲めているが、四〇℃の熱があり、呼吸は速い。それでも、脈はしっかりしていた。解熱剤を投与したうえで、速い呼吸が落ち着くか確認することにした。

コンファームド・エリアの診察を終えると、すでにハイリスク・エリアでの活動時間は五〇分を過ぎていた。母親を亡くし一人になった一歳五カ月のジャミーと、父親を亡くした二歳のオスマンの様子を見にいった。

彼らに付き添う家族はいなかったが、快復期に入った女性の一人マンサラが二人を気にかけて、世話を買って出てくれていた。幸い、二人ともしっかりミルクや食事が摂れており、まだ元気とはいえないものの、熱は下がっていた。


マンサラに礼を伝えると、その足ですぐにローリスク・エリアとの境界に張られたオレンジのフェンスに向かい、ローリスク・エリアのスタッフを呼んだ。ハイリスクでの滞在時間はすでに六〇分近くになっており、正午を過ぎて気温もぐんぐん上がってきている。できることならすぐにでもハイリスク・エリアを出たいところだが、ここから回診の記録を口頭でローリスク・エリアにいる看護師に伝えなければならない。

エボラウイルスをハイリスク・エリアから持ち出さないために、ゴーグルなどの一部のものを除き、ハイリスク・エリアで使用したものは全て焼却処分にしている。

ハイリスク・エリアに持ち込んだものは、基本的には全てハイリスク・エリア内に残してくる。衛生班がそれらを回収して、ハイリスク・エリア内にある焼却場で処分する。だから、回診の記録を記入した紙さえ持ち出すことができないのだ。

そこで、ハイリスク・エリアに入る前に、ローリスク・エリアで自分が回診する患者さんの名前の一覧を記入した紙を二部用意して、一部はローリスク・エリアの看護師に託し、一部をハイスク・エリアに持って入る。そして、回診中には持ち込んだ方の用紙に体温やさまざまな情報を書き込む。

回診が終わると、ハイリスク・エリアに入る前に紙を託した看護師を呼び、ハイリスク・エリアとローリスク・エリアの境界のフェンス越しに口頭で回診の結果を伝え、残してきた紙に記載してもらうという方法をとっている。

両者の間隔は約二メートルある。そのうえ頭をすっぽり覆うフードのために声は聞き取りにくい状態だ。六〇分の活動を終えてから、十数人分の回診結果を伝達するのは一苦労である。これを終えると記録用紙をハイリスク・エリア内のゴミ箱に捨てて、ようやくローリスク・エリアに出ることができる。

防護服を脱いでハイリスク・エリアを出ると、下に着ているスクラブ（手術着）は毎回完全にびっしょりである。濡れているという言葉ではとても表せない状態だ。綿一〇〇パーセントの全く光沢のないスクラブがテカテカしているといったら、濡れ方の度合いが少しは伝わるだろうか。鼻の頭やまつげから汗が滴り、長靴の中はチャプチャプいうことさえある。

ハイリスク・エリアを出ると、努力して水分補給をするようにした。二リットル汗をかいたからといって、すぐに二リットル飲めるものではないが、無理してでも水分を摂らないと、数時間後には、頭痛や倦怠感といった症状として如実に現れてくる。

この日も一・五リットル程度の水分を摂取したあと、回診の情報を記入してもらった紙を看護師から受け取り、体温や診療の経過を各患者さんのカルテに記入した。このように、ローリスクでの活動も含めて、医師と看護師の境目はほぼないと言っていいだろう。

この日の僕の朝シフト最後のハイリスク・エリアでの活動は、重症のこどもたちのケアだった。

解熱剤、吐き気止め、栄養治療食のＲＵＴＦ（そのまま食べられるピーナッツバターのような味のペースト状の簡易栄養食、プランピー・ナッツ。小袋に入っていて、一袋ぶんでさまざまな栄養素を含み、五〇〇キロカロリーの栄養がある）など必要な薬や栄養食を準備して、一三時過ぎにバディのシェキールとともに再度ハイリスク・エリアに入った。

サスペクトエリアを通り抜ける時に、イサトゥに声をかけると、笑顔こそ見せてくれなかったが、昨日までのように顔を背けることはなくなっていた。

見知らぬ場所で母親と引き離され、オレンジ色のフェンスに囲まれたテントに入れられ、周囲にいるのは黄色い防護服をまとい、ゴーグル越しの目しか見えない人たちだけという状況に置かれた幼い少女と心の通うコミュニケーションをとることなど、不可能に等しいかもしれない。だが僕は諦めずに、繰り返し声をかけた。

僕は普段から決して表情豊かな男ではない。どちらかというとブスッとしている。でもイサトゥの名前を呼ぶ時は、見えないかもしれないと思いながらも、ゴーグルの中で精いっぱいの笑顔を作った。そして繰り返し、繰り返し彼女の名前を呼んだ。こちらを向いてくれれば、さらに名前を呼びながら両手を振った。活動当初から、フードの額の部分には、毎回必ず自分でスマイルマークとＨＩＲＯの文字を描いている。フードの下の下手くそな作り笑顔に気づいてくれているかどうかはわからないが、今日、僕を見る彼女の表情にはわずかながらも明らかな変化があった。

彼女は戸惑いの表情を見せていた。その表情から、「いつもいつも私の名前を呼んで、手を振っているこの人は誰だろう？　信用していいのだろうか？」といった不安が見て取れた。

昨日までは、こちらを見ることさえせず、逃げていってしまったのだから、これでも大きな前進のように思われた。

彼女の表情の変化を見つけて、僕は僕のチャレンジが無駄でないと確信した。こちらからあえて近づくことはせずに、遠くから彼女の名前を呼び、何度も声をかけながら、イサトゥをあとにしてコンファームド・エリアに入った。


三姉妹は祖母と一緒にテントの外にゴザを敷いて、その上に横たわっていた。

長女のジャネットは僕が近づくとすぐにゴザの上に起き上がり、僕に何かを言っている。シェキールに通訳を頼むと、二人の妹のことを伝えようとしていることがわかった。

次女のマリアマは、嘔吐や下痢はないが、喉の痛みから飲み込むのが困難な状態で、水分摂取が進まないようだ。

三女のクリスティアマは水分こそ摂れているが、水のような下痢があった。二人とも呼吸や脈はしっかりしているが、その衰弱は明らかで、他の病気ではなかなか見ないほど重症だった。

マリアマには痛み止めを、クリスティアマには整腸剤をなんとか飲ませることができた。あとは、ひたすらORSを飲むように勧めた。嫌がる二人を抱き起こし、抱きかかえながら、コップ二杯分のORSを飲ませるのに二〇分を要した。引き続き注意深い観察が必要だろう。


三姉妹の隣には、ゴザの上にひとりで横たわるモハメドがいた。母親を亡くし、一人でエボラと戦う五歳の少年の後ろ姿を見て、僕の目から涙が溢れ出した。

彼の状態は誰よりも深刻だった。声をかけても目を開けない。身体を揺するとわずかに目を開き、うめき声を上げるのが精いっぱいだった。呼吸は速く、脈を触ると、とても頼りない状態だった。激しい嘔吐と下痢に加えて、エボラ感染による末梢血管の拡張も考えられるが、いずれにしても、このままでは彼の命は風前のともしびだ。彼には今すぐ点滴が必要と判断し、ローリスク・エリアで急いで準備してもらった。

僕にとって、カイラフンに来て初めての点滴ルート確保だった。多くの場合、手足の静脈に点滴用の針を刺して挿入、留置するのだが、極度の脱水やショック状態では、針を留置するのが通常に比べて格段に困難になる。脈が弱く、すでにショック状態に陥っている五歳の男の子の点滴ルート確保は容易ではなかった。もし点滴ルートを確保できなければ、彼に残された時間は長くはないだろう。

午後二時が近づいたカイラフンの気温は三五℃を超えている。モハメドの手の甲や肘の血管に点滴の針を留置して点滴のためのルートを確保しようと下を向いた僕のまつげからは汗と涙が滴り、ゴーグルには水が溜まり始めた。まるで金魚鉢の中にいるような感覚だった。

朝の採血同様、これまでの小児科医としての経験をここで活かさなければと躍起になったが、モハメドの状態の悪さ、暑さ、視野の悪さに加え二枚着けた手袋のために指先の感覚で静脈のわずかな弾力を探すこともできないなど、考えられる限りの悪条件が揃っている。一回目も二回目も失敗してしまった。

そうこうしているうちに、六〇分の制限時間が近づいてくる。幸か不幸か衰弱しているモハメドは点滴の針を刺してもピクリともしないため、シェキールの助けは必要なかった。そこで彼には、午前中に回診した、容態が気がかりな一一カ月のアブバカルを見てきてほしいと頼んだ。

シェキールがアブバカルを見にいっている間も、僕は点滴ルート確保を続けた。さらに二回失敗したところにシェキールが戻ってきて、アブバカルは解熱剤で少し熱が下がり、呼吸も安定しミルクを飲んでいるという嬉《うれ》しい情報を伝えてくれた。

この時点ですでに六〇分を超えていたこともあり、シェキールは言いづらそうにしながらも、苦しそうな表情で、「点滴確保は諦めよう、どうせ助からないだろう」と言った。その言葉は、何度も失敗している僕を慰めるためのものだったかもしれないし、このセンターで六カ月も働いてきた彼の経験が言わせたことだったかもしれない。しかし、僕はその言葉を受け入れることができなかった。

制限時間オーバーというルール違反は警告の対象にもなり、場合によっては強制帰国させられる可能性があることはすでに伝えられていたが、このままでは、「またあとで」や「また明日」は許されないというトーマスから教えてもらったことを無駄にしてしまうと感じた。シェキールにあと一回だけチャンスをくれと言うと、彼は何も言わずに頷いた。

今、ここで僕が点滴のルートを確保しなければ、次に僕がハイリスク・エリアに戻るまでモハメドが生きている保証などどこにもない。僕の手技に彼の生命がかかっていると思うと、緊張を禁じ得なかった。

日本の病院でも、重症のショック患者の点滴ルートを確保しなければならない時には、かなりの緊張を強いられる。だが今の状況とは比較にならない。日本なら僕より点滴ルート確保がうまい人に頼むこともできるし、いざとなれば特殊な骨髄針という針を使うこともできる。骨髄針とはすねの骨に打ち込んで点滴をするための針で、日本では状態の悪い患者さんにはこの針を使用することも少なくなかった。

だが、ここには僕以外に小児科医はいない。骨髄針もない。全ては僕にかかっている。

いろいろなこと、さまざまな感情が脳裏をよぎるが、僕は必死で何も考えないように努めた。暑さも視野の悪さも時間のことも忘れて、手袋を二枚着けた左の人差し指の指先に神経を集中させた。モハメドの上腕を、強すぎないように弱すぎないように注意深く駆血帯《くけつたい》で縛り、次に彼の肘を左の人差し指で探った。彼の静脈が持つ弾力を僕の指先が必死に探していた。

下を向いているとゴーグル内に溜まってしまう汗と涙の水滴を、頭を何度も起こして振り払った。

それでもゴーグル越しに確認できたのは、彼の腕と僕の手、そして点滴の針の位置関係ぐらいだった。


何度も何度も駆血帯を縛り直しながら必死に探した結果、左の肘の内側に、わずかに周囲とは違う弾力が僕の指先に伝わってきた。僕は意を決し、躊躇せずにそこに点滴針を刺した。学生時代に洗礼を受けてクリスチャンになったものの、最近は教会から随分足が遠のいていたが、この時ばかりは無意識のうちに神様に祈っていた。お願いだから、僕に力を与えてくださいと。

点滴針の先端が血管内に入ると、逆流する血液を確認できる。視野は悪いが赤い色ぐらいは見えるはずだが、血液はなかなか逆流してこなかった。一旦、針を刺入部まで引き抜き、角度や挿入するスピードを変えながら繰り返し針を進めたが、いっこうに血液の逆流を確認することはできなかった。

そばで見ているシェキールの無言のプレッシャーが僕にのしかかっていたが、それでも諦めずに針を刺入部まで引いては刺し進めることを繰り返した。

だが血の逆流は認められず、僕自身ももうダメかと諦めかけた時に、わずかだが血が逆流してくることに気づいた。慌てないように、逆流している血液が止まらないように慎重に針を進めた。入ってくれと祈りながら、点滴針の内側の金属製の針を引き抜いた。すると、一瞬の間を置いて、ゆっくりではあったが、モハメドの血が点滴針から流れ出した。まさかといった様子で固まっていたシェキールが慌てて、点滴針につなぐ点滴ルートを手渡してくれた。針にルートをつないで点滴のストッパーを解除した。この時も一瞬の間を置いて、点滴ルート内を点滴液が流れ出した。

モハメドの肘が腫《は》れることもなく、点滴液はモハメドの身体に入っていった。喜びの声を上げたいところだったが、そんなことをしている時間もなく、点滴針を固定し、モハメドが肘を曲げても点滴針が折れ曲がらないように肘にシーネ（添え木）をあてた。固定が全て終わっても点滴は順調に流れていた。シェキールは喜びの表情を見せたが、すぐに表情をこわばらせ、早くハイリスク・エリアを出ようと促した。僕はモハメドに「ガンバレ」と声をかけ、明日僕が来るまで生きていてくれと祈りながら、防護服脱衣用のテントに向かった。

ローリスク・エリアに出ると、すでに二時を過ぎていた。午後シフトのスタッフへの申し送りで、モハメドの状態と点滴の進み具合を確認してほしいと伝えた。

その後、診察の記録をカルテに記入していると、医師のリーダーを務めるカナダ人医師ブルースから今朝の血液検査の結果を聞かされた。

昨日入院した娘と妻を亡くした男性、アブドレラザックの検査結果は陽性だった。母子で入院してきたイサトゥは陰性だったが、母親は陽性。二センチの視野で採血したこどもたちは皆陰性で、うち二人のこどもが退院することになった。

午後シフトのチームが、イサトゥの母親をコンファームド・エリアに移動させる。イサトゥは二日後に再度検査を行い、陰性ならば退院となる。どうか陰性であってほしいと願いながらも、母親と離された生活が続くこと、さらには母親の容態がとても気がかりだった。

4　イサトゥ

カイラフンのエボラ治療センターでは、患者さんを番号で呼ぶことが多かった。センター開設からの通し番号だ。僕がカイラフンで働いている間に、その番号は一〇〇〇番を超えた。シフト間の申し送りでも、「コンファームド・エリアの第三テントの一〇四五は解熱して経口摂取も改善しています」といった具合だった。

僕は、これに強い違和感をおぼえていた。なぜ患者さんを番号で呼ぶのかと。外国人スタッフの中で、センターでの経験が一番長い看護チームリーダーのマッシモにその理由を尋ねると、一日に一〇人以上が入院し、五人以上が亡くなることも珍しくないこのセンターにおいて、外国人スタッフにとってなじみのないシエラレオネの人たちの名前を憶えるのはとても追いつかない。そのうえ姓名ともに同じ名前の患者さんも珍しくなく、医療上の間違いがないようにするためだと説明してくれた。

それを聞いても、僕は番号で患者さんを呼ぶやり方には賛同できなかった。今までのやり方を批判するつもりはなかったが、僕自身は名前で呼ぼうと決めて活動していた。

こどもたちの顔を見たら、たとえ何も用がなくても名前を呼んで手を振った。確かに入院してあっという間に亡くなってしまう患者さんも少なくなく、名前を憶えるのは大変だったが、患者さんにはこどもにも大人にも、それぞれの人生がある。その人生に敬意を払う意味でも、僕は名前を呼び続けることにこだわった。

活動四日目　一一月一四日

翌日も、僕は早朝シフトに入っていた。センターに向かう車の中でもモハメドがまだ生きていてくれることを祈っていた。センターに入るとすぐに、夜シフトのスタッフを捕まえて、モハメドの容態について尋ねた。幸い、彼はまだ生きていた。夜シフトのスタッフによれば、点滴を受けたせいか、少し活気が出て、なんとかORSを飲めるようになったとのことだった。

僕はホッとすると同時に、トーマスのことを思い出した。彼が教えてくれたことを、少しは活かせただろうかと。

昨日の教訓を活かして、ゴーグルには念入りに曇り止めを塗った。今日の採血は、大人四人、こども四人、赤ちゃん一人で、昨日よりは早く終わるだろうと思ったが、そうはいかなかった。

日本でも、どうしても協力が得られないと思われるこどもの採血をする時には、採血する方の腕だけ出して、もう片方の腕と胴体、両下肢をタオルでくるんで安全に採血ができるように身体の動きを抑制するが、そんなかたちでの抑制の経験がない現地採用看護師がバディだったこともあり、準備に予想以上に時間がかかってしまったのだ。

結局、採血を全部終えた時にはすでにハイリスク・エリアでの活動時間は六〇分を少し過ぎていた。それでも、モハメド、マリアマ、クリスティアマ、一一カ月のアブバカルの容態が気になり、バディに声をかけてから彼らのテントに様子を見にいった。

モハメドはベッドで眠っていたが、声をかけるとしっかり目を開けた。彼を抱き起こして、ORSを飲ませようとすると、嫌がる表情を見せたものの、なんとか励ましながらコップ一杯分を飲ませることができた。昨日よりは状態が改善していることに安堵した。このまま快方に向かってくれればいいのだが。

続いて隣のテントに、マリアママとクリスティアママを見にいった。二人の状態に大きな変化はなかった。それぞれに一杯ずつのORSを飲ませる。

アブバカルは母親と一緒に眠っていた。息遣いや顔色、表情から状態が安定していることが見て取れたので、敢《あ》えて声をかけずにテントを出た。急いで防護服脱衣用テントに向かうと、そこには、看護チームリーダーのマッシモが待ちかねたという表情で立っていた。

何ごとかという顔で知らない素振りをしてみたが、僕が防護服を脱ぎ終えてローリスク・エリアに出るやいなや、彼は僕に近づいてきて、僕の活動時間が九〇分を超えていたと忠告した。僕はとぼけきれないと判断して、「わかった、これからは気をつける」とだけ答えた。

いつものように、朝の申し送りのあと、今日の担当患者が決められた。昨日同様、センターの全てのこどもたちだった。

バディのカマラと一緒にローリスク・エリアからの問診を済ませ、ハイリスク・エリアに向かった。サスペクト・エリアのイサトゥの状態に変わりはなかった。体温は三七・七℃だが、サスペクト・エリアのこどもたちと一緒にエリア内を歩き回っていた。

僕が声をかけると、動きを止めるが、逃げることもなく、恥ずかしそうな表情を見せた。それに応えるように僕は手を振った。サスペクト・エリアのこどもたちの状態は皆、落ち着いていた。

プロバブル・エリアにこどもがいなかったため、真っすぐにコンファームド・エリアに向かう。まずはモハメドのテントだ。彼は早朝と同じようにベッドで眠っていた。声をかけると、目を開けてつらそうな表情を見せた。点滴を再開するかどうかを判断するために、彼を診察した。

ハイリスク・エリアで着用する防護服にはフードがあり、頭をすっぽり覆うようなかたちのため、聴診器が使用できない。目視で彼の呼吸を評価すると、呼吸はやや速いものの、明らかな呼吸困難症状は認められなかった。彼の胸に耳を近づけて聴く範囲では、明らかに異常な呼吸音は聴こえなかった。顔色はやや青ざめているようにも見えたが、脈は触れるとしっかりしている。体温は三八・八℃だった。

状態は昨日よりも安定しているようだが、問題は口から水分摂取ができるかどうかだった。彼を抱き起こしてORSを勧めてみた。なんとか一口、二口と飲ませることができたが、吐き気から来るものか、喉の痛さによるものか、すぐに吐き出してしまった。これでは、彼が必要な水分を口から摂ることは困難だろうと判断し、点滴を始めることにした。昨日確保した点滴ルートが使えればいいのだが、もし詰まったり抜けているようなら、再度確保しなければならない。彼の点滴ルートに注射器で水を送り込もうとしたが、やはり全く入っていかない。苦労して確保した点滴ルートだったが、詰まってしまったようだ。再確保するしかない。

バディのカマラにその旨を伝えた。昨日は全く動かなかったモハメドだったが、今日は針を刺すと嫌がって手を引っ込めた。カマラに手を抑えてもらい確保を試みた。昨日のようにまた時間がかかるかと思ったが、この日はモハメドの状態が改善していたためか、一回目で確保することができ、ホッと胸をなでおろした。急速輸液を開始し、マリアマ、クリスティアマを見にいくことにした。

二人の姉妹は、テントの外に出てゴザの上に横たわっていた。その状態は低め安定とでもいったところか、二人を抱き起こし、それぞれに二杯ずつのORSを飲ませることができた。これなら、点滴なしでもう少し様子が見られるだろう。体温は二人とも三七℃台前半だった。

続いて、アブバカルのテントに向かおうとすると、女性の患者さんに呼び止められた。アブバカルの母親だった。アブバカルは今日は熱もなく、ミルクも飲めているということだった。母親に抱っこされたアブバカルはゴーグルをつけた僕の顔を覗《のぞ》き込んだかと思うと、僕と目を合わせて大泣きしてしまった。このぐらい元気に泣けていれば大丈夫だろうと、安堵した。母親も嬉しそうに笑っている。

その他の患者の診察のため、コンファームド・エリアのテントを回った。大人の患者さんを担当しているエクスパット看護師のエミリーが、先日入院した娘と妻を亡くした男性、アブドレラザックの診察をしていた。エミリーに彼の容態を聞きながらアブドレラザックの顔を覗き込んで、その衰弱ぶりに目を疑った。

二日前に入院して来た時には、表情こそ冴えなかったが、症状も軽微なものばかりで、足取りもしっかりしていた。ところが、今日の彼は、すでに重篤な状態だった。目は落ちくぼみ、頬はげっそりとこけていた。呼吸は荒く、全身の衰弱がひと目で見て取れる状態だった。

エミリーに状況を聞くと、彼は入院して以降、下痢が止まらず、スタッフが再三、ORSを勧めてきたが、何も言わずただ飲むことを拒み続けているということだった。吐き気があるのか、喉の痛みがあるのかはわからないが、本人はほとんど何も話そうとしないということだった。それを聞いて、彼がこのセンターに来た時に僕の脳裏に浮かんだ、彼が自ら死を望んでいるのではないかという考えが蘇った。

彼の状態は危機的で、脈は速くて弱い。エミリーと相談して点滴を行うことにした。たとえ、彼が自ら死を望んでいるとしても、このまま死なせるわけにはいかない。

会うことのなかった、彼の八カ月の娘、そして二六歳の妻のことが頭に浮かんだ。会ってもいないのに、なぜか二人の顔が思い浮かび、声が聞こえてくるように感じた。彼の快復を乞い願っている二人の様子が現実のことのように思い浮かぶ。それは、ただ単に僕の妄想だったのかもしれないが、仮に彼が娘や妻のところに行きたいと願っていたとしても、娘さんや奥さんは彼が生きることを強く望んでいるに違いないという確信が僕の中にはあった。

亡くなった人たちが僕の前に現れ、僕に語りかけているように感じるなんて書くと、ホラーのようかもしれないが、この時の僕は、娘さんと奥さんの願いを確信していた。

亡くなったこどもたちや、さまざまな原因で脳に障害をきたし言葉を発せなくなったこどもたちに、心の中で話しかけることがよくある。そんなことを繰り返し、繰り返し行っていると、彼らの想いや言葉は僕の中で何度も形を変えるが、それでも次第に一つの想いに集約されていく。そして、それが彼らの想いに違いないという確信が僕の中にでき上がる。

結局はただの思い込みかもしれないが、治療方針に迷った時、声を発することができない患者さん、こどもたちが望んでいることは何なのか、僕なりに彼らに必死に教えを乞うていると言うべきかもしれない。

こどもを亡くした家族、障害を持つこどもたちを育てている家族とのやりとりを重ね、声なきこどもたちに声をかけ続ける中で、一つに集約されていく想いは、こどもたちや家族の想いから遠くかけ離れてしまうことはないはずだと。

そんなことの繰り返しと僕の妄想癖？　が合体すると、亡くなったこどもたちや言葉を発しないこどもたちが僕に語りかける姿が映像として浮かび上がり、声を聞いたかのような錯覚に陥る。

そんな目に見えないやりとりの結果、僕は、アブドレラザックが何と思おうとこのまま死なせることはできないと思ったのだ。

幸いスムーズに点滴ルートを確保することができ、まずは一リットルを目標にして急速輸液を開始した。あとはエミリーに任せて、僕は他のこどもたちの診察を続けた。

他のこどもたちの容態は安定しており、皆、快復に向かっているように思えた。モハメドのところに戻り、点滴を確認する。モハメドは相変わらず眠っているが、速かった脈は少し落ち着き、しっかりと打っていた。一旦、点滴を止めてハイリスク・エリアを出ることにした。今回のハイリスク・エリア滞在時間は七〇分弱だった。

午後一時に再度ハイリスク・エリアに入り、モハメドに追加の点滴を行った。今回、彼は自力で起き上がり、少しだがORSを飲むことができた。とにかく、このまま快方に向かってほしいと願いつつ、ここでも彼に繰り返し繰り返し声をかけた。

様子を見にいったアブドレラザックは、ベッドの上で点滴を受けながら眠っていた。僕が彼の名前を呼ぶとわずかに目を開けたが、すぐにまた閉じてしまい、それ以上、僕が名前を呼んでも何も応えなかった。一度に娘と妻を亡くした彼に、僕はかける言葉を見つけられず、ただただ元気になってほしいと願うことしかできなかった。

この日は午後三時にはセンターを引きあげて宿舎に戻った。モハメドに快復の兆しが見えていることもあって、僕は明るいうちにビールを飲み始めた。

宿舎のホテルは、ホテル入り口のゲートをくぐると緩い下り坂になっていた。その下っている通りを挟んで両側に五、六棟の二階建ての建物が立ち並んでいる。二階の部屋へは、外階段で上がれるようになっていた。僕の部屋は一階だったが、夕焼けがあまりにきれいだったので、階段を上がって二階から夕焼けを眺めた。

深いジャングルにはすでに夜の闇が迫り、ジャングルが神秘的な黒い影の固まりを形成していた。鮮やかに朱に染まった空に浮かぶ雲は、沈みゆく太陽の光を受けて、水平に光の筋を走らせていた。風に吹かれて刻々と形を変える光の筋を眺めていると、毎日のように死んでゆく人たちの命というものの無常さが思い起こされた。

国境なき医師団の活動に参加していると、生命の誕生、生命の終焉に居合わせる機会が多い。生まれ消えていく生命を目の前にすると、生命の輝きと同時に、生命の儚《はかな》さを思い知らされる。日本で暮らしていると、生きていることが当たり前になってしまうが、世界には一日を生き延び、新しい朝を迎えて安堵する暮らしをしている人たちが多くいることに気づかされる。

5 絶望

二〇一四年に南スーダンで活動していた病院には、新生児の破傷風の患者さんが数多く入院していた。病院のあったアウェイルという地域では、八〇パーセント以上の出産が、自宅で、それも医師や助産師、看護師などの医療従事者なしで行われていた。赤ちゃんが破傷風にかかるのは、赤ちゃんのへその緒を切る時に清潔な器具が使用されていないことが原因ではないかと考えられた。

破傷風は土壌や環境中にいる破傷風菌が、傷口などから体内に入ることで発症する。日本を含めた先進国では、予防接種が徹底され、分娩時にも、外傷時にも、清潔に消毒された医療器具が使用されているため、破傷風の患者はまずいない。

しかし南スーダンのような国では、紛争や貧困、医療へのアクセスの極端な悪さから、行われるべき予防接種が行き届かず、そのうえに分娩時、出生時の不清潔な処置が重なって、多くの新生児が破傷風に罹患《りかん》している。

破傷風を発症すると、特に新生児たちは身体を突っ張らせ、四肢を緊張させて反《そ》り返ってしまうことが多く、結果として、ただでさえ未熟な呼吸機能が障害され、息が止まって顔色があっという間に黒くなってしまうのだ。

そんな時には、酸素投与をしながら、緊張をやわらげるジアゼパムという痙攣《けいれん》を止めるためにも使われる薬を点滴から投与する。それで緊張が緩和されれば、自分で呼吸を再開することができるが、実際にはそう簡単にはいかない。

薬は体重に合わせて量を調整し投与するのだが、小さな身体の新生児に対する投与量の調節幅は極端に狭い。薬の量が足りなければ緊張がやわらがずに呼吸を止めた状態が続いてしまうし、薬が多ければ、逆に薬の副作用で呼吸を止めてしまう。

多い時には一〇人近い新生児破傷風の患者さんを一人の看護師が管理し、医師は他の何十人もの新生児や重症のこどもたちとかけ持ちで治療を行っているため、なかなか手が回らない。それでも息が止まれば、黙って見ていることはできず、人工的に呼吸をさせるための蘇生用のマスクを顔に当て、アンビューバッグという手動の人工呼吸器具で酸素を送り込むことで呼吸をサポートする。

先述したように、緊張から呼吸を止めたような場合には、薬の投与で速やかに緊張がやわらぎ、呼吸を再開する場合もあるが、多くの場合には、緊張をやわらげるまで薬を投与していくと、緊張がやわらいでも、薬の副作用によって呼吸を止めてしまうことになる。そうなると、薬の副作用が軽減し（薬の効果が薄れ）自発呼吸が再開されるまで、マスクとアンビューバッグで人工換気（人工的な呼吸のサポート）を行うことになる。

ところが、自発呼吸が戻ってきたとホッとする間もなく、緊張が再燃し呼吸を止めてしまうという悪循環に陥ることも少なくない。薬で緊張をやわらげると副作用で呼吸が止まり、薬が切れると緊張で呼吸が止まるということを繰り返すことになり、結果として、マスクとアンビューバッグによる人工換気をやめられなくなってしまうのだ。

日本のような国なら、気管挿管（人工呼吸を目的に気道に細い管を入れること）をし、その管を人工呼吸器につないで破傷風の症状が消失するまで人工的な呼吸管理をすれば済むことだが、そんなことは南スーダンでは不可能だ。

アウェイルでは、保育器なしで新生児を管理していた。破傷風の患者は、光や音の刺激で緊張を悪化させるため、気温は三五℃を超えているが、部屋の窓を締め切って黒いカーテンで窓を覆って管理する。まるでサウナのような状態の室内で、終わりのない人工換気を行っていると、まつげから汗と涙が滴った。それでも手を止めれば赤ちゃんは見る見るうちに顔色を黒くしてそのまま死んでしまうことがわかっているから、手を止めることができない。

日本で僕が働いていた病院に救急車で心肺停止のこどもが運び込まれた時、三〇分を一つの目安として心肺蘇生をしていた（もちろんケースバイケースだが）。

南スーダンにも、心肺蘇生を止める明確な基準はない。日本の場合以上に、その判断が難しい。人工換気を続ければ、何時間でももちこたえる可能性が考えられるからだ。

人工換気を止める決心をつけられるのは、他の赤ちゃんが同じような状態に陥った時か、命に関わるような急患が来た時だけだ。一時間の時もあれば、二時間を超えることもある。


人工換気をやめると赤ちゃんの顔色が見る見る変わっていき、間もなく心拍数が減少し、やがて心臓が止まる。自分が手を止めることによって起こる必然であるこどもの死を前にすると、まるで自分の手のひらから命がこぼれ落ちるような感覚にとらわれる。一日にいくつもの命が、僕の手のひらからこぼれ落ちていく。

そんな時には、あまりの生命のあっけなさに身震いをおぼえた。その一方で、想像に反してとても穏やかな赤ちゃんの表情が、生命の消えゆく瞬間を、静かで厳かな空気で包んでいく。汗だくの僕を見て、多くの母親たちは何も言わず、静かに赤ちゃんを抱き上げる。その場で涙を見せる母親はほとんどいない。目を潤ませているのは、いつものことながら僕だけだった。

夕焼けが僕に思い起こさせるものは、命の儚さだけではなかった。遠く日本にいる大切な家族や、友人たちの顔が頭に浮かんだ。

今回、僕がエボラの活動に参加したのは、西アフリカの人々を助けたいという理由に加え、エボラを封じ込めることで、結果的に日本の家族や友人たちを守れるのではないかという思いも少なからずあった。

＊

僕がシエラレオネに向かった二〇一四年一一月初めの時点では、日本人を含めた世界中の人たちが、遠い西アフリカで起こっている惨事について少なからず関心を持っているように思われた。いつかエボラが、シエラレオネ、リベリア、ギニアの三カ国の国境を越えてアフリカ中に拡がり、さらにはヨーロッパや日本にまで拡大してしまうのではないかという恐怖感とともに。

もし本当にそうなれば、日本の人たちが、そして自分や家族までもが感染してしまい、命を落とすようなことになるのではないかと、戦々恐々として西アフリカの成り行きを見守っていたのではないだろうか。僕自身、WHOやCDC（アメリカ疾病予防管理センター）から発表される予測を見聞きしながら、今、なんとかしなければ、本当に手遅れになってしまうのではないか。僕が住む日本、静岡にもエボラが蔓延するような状況が起こり得るのではないかという恐怖に駆られた。

だが、僕が現地に入る頃には、リベリアでの患者数減少などが報告され始め、日本人だけでなく、世界中の人たちの関心が薄れ始めた。関心が拡がれば、人的、財政的援助の拡大につながり、関心が失われれば、その逆のことが起こる。

世界の関心の程度は、メディアがその出来事にどれだけの時間をかけて報道しているかで測ることができるのではないか。僕が日本を出る前は、ニュースや報道番組だけでなく、朝のワイドショーでも、多くの時間を割いてエボラに関する情報を流していた。インターネット上のニュースサイトでも、そこに並ぶ見出しの半分以上がエボラ関連だった。

しかしながら、一一月も半ばになると、エボラはテレビのトップニュースの座を明け渡し、日に日にエボラに割かれる時間は短くなり、インターネット上でもエボラ関連のニュースを探すことが難しくなるほどだった。ようやく見つけても、予定されていた国際的な支援が縮小、延期されることになったというようなものだったりした。

現場で今も毎日のように繰り返される悲劇とはうらはらに、日本の人たちが、世界中の人たちが関心を失い、西アフリカの人たちを助けるために差し出しかけた手を引っ込める瞬間を、僕はシエラレオネで目の当たりにした。それはまるで、押し寄せる波が岸に到達する前にいっせいに引いていくかのようで、僕にはその音さえ聞こえるように思えた。

世界で続く惨事は、もちろんエボラだけではない。シリアでもイラクでも、ガザでも、ミャンマーやウクライナでも戦闘による目を覆いたくなるような惨事が繰り返されている。それでも、そんなことに関心を持たない人が、おそらく未だ多数派なのが現実だ。そんな人たちには機会を見て、国境なき医師団の話をして、関心を持ってもらおうと努めてきた。

遠い世界で起こる惨事に関心を持てない理由は、いろいろあるだろう。長く続く不景気により、日々の生活で精いっぱいという人だって少なくないはずだ。家族の病気や受験など、さまざまな理由から遠い国の出来事に関心を持てないことは十分に理解できる。

だから、自分が見てきたことを正確に伝えて、関心を持ってもらおうとし、それでも関心を持てない人たちのことも僕なりには理解できているつもりだった。

しかし、今回のエボラは、全く違う。自分に害が及ぶかもしれないという恐怖心から、一度は関心を持った人たちが、その危険が遠のいたと思うや、一気に関心を失ったのだ。仕事に追われて余裕がなかったということとは違う。一度持った関心を捨てる、あるいは差し出しかけた手を引っ込めたのだ。

これは言い逃れできない事実であり、知らなかった、余裕がなかった、という言い訳では済まされないはずだ。

自分にとって不利益にならないと判断して、意図して関心を捨て、差し出しかけた手を引っ込め、結果として西アフリカの人たちを恐怖や絶望の中に見捨てたと言っても過言ではないだろう。

自分を含め、世界の人々の行動原理がいかに自己本位なものであるかということを思い知らされた。

僕自身も、日本にいる大切な人たちのために現地入りしたわけだから、感染者数の減少自体は喜ぶべきことだったが、現地の状況を知ってしまったらもう手放しで喜ぶことはできなかった。

シエラレオネでエボラの患者さんを前にしながら、僕は絶望感に苛まれた。世界には希望なんかない。世界は絶望に満たされていると。

しかし、答えの見つからない疑問は頭の奥にしまい込むしかない、今は目の前の患者さん一人ひとりにしっかり向き合うしかないと、自分に言い聞かせることしかできなかった。

＊

気がつくと、カイラフンの空には一番星が輝いていた。空の高いところからゆっくり降りてきた紺碧の夜空はいつの間にか朱色の空間を占領していた。

その夜はほろ酔い気分でベッドに入り、夕食を摂るのも忘れて二〇時過ぎには眠ってしまった。

6　哀しみ

活動五日目　一一月一五日

翌日は、午後のシフトに入っていたため、午前中はミッション中にいつも書いている日記を整理し、その後はセンターに入院しているこどもたちのリストを作成したり、エボラ治療ガイドラインなどを確認したりして過ごした。

昼食を済ませ、一三時三〇分にセンター行きのランドクルーザーに乗り込む。午後のシフトは、エクスパット看護師のケイトと僕の二人だった。

ケイトはイギリス人看護師で、年齢は三〇歳前後だろうか。国境なき医師団の南スーダンでのプロジェクトへの参加経験があり、普段はロンドンの大きな病院の救急部で勤務しているという。カイラフンに来てすでに三週間になるので、今日の看護リーダーでもあった。彼女はいつもこどもたちのことを気にかけてくれ、僕にとっても頼りになる存在だった。

センターに着くと、すぐにスクラブと白長靴に着替えてローリスク・エリアに入った。一四時の申し送りでは、昨日からの入院、退院、死亡についての報告があるが、ここで、イサトゥの母親の死を知らされた。アブドレラザックはまだ生きていた。モハメドもマリアマもクリスティアマもまだ頑張っているようだった。

朝の血液検査の結果で、イサトゥがエボラ陽性と判断され、午後にコンファームド・エリアに移されることになっていた。

どうせ陽性になるのなら、もう少し早く陽性になっていれば、せめて母親と最後の時間を過ごすことができたのに。イサトゥと母親が入院した時点では、二人を別々のエリアで管理することが最善の方法と考えてはいたが、母親から引き離したことで、イサトゥには寂しくつらい思いをさせ、イサトゥから母親との最後の時間をも奪ってしまった。最初から引き離さなければよかったのではないかと、今更言っても仕方のない後悔、エボラに対するやり場のない怒りがこみ上げてきた。彼女は母親の死を知らされているのだろうか。そして、そのことを理解しているのだろうか。

僕の午後の役割は、患者さんをサスペクト・エリアやプロバブル・エリアからコンファームド・エリアに移動させること、そしてコンファームド・エリアの重症患者のケアだった。

早速、防護服を着てハイリスク・エリアに入った。サスペクト・エリアから移動する患者さんのなかにはイサトゥもいた。サスペクト・エリアに入ると、イサトゥは僕の方をじっと見ていた。彼女にはまだ母親の死は告げられていなかった。

イサトゥは三七℃台の発熱と下痢こそ続いているが、食事摂取もできており、全体として状態は安定している。そこで心理療法士による面接が午後に予定され、母親の死について話をすることになっていた。

センターに来て、母親から引き離されてすでに四日目だが、母親のことを忘れているはずもなく、僕はかける言葉を見つけられなかった。彼女のもとに歩み寄っても、もう逃げたりはしない。その場に立ったまま僕を見上げている。ぼくが腰を落として彼女の目の高さに僕の目の高さを合わせると、僕の目をじっと見つめている。僕が泣いていることに気づいて不思議そうにしているが、怯える表情を見せることはなかった。

僕は彼女の身の回りのものを整理すると、一緒にコンファームド・エリアに向かった。僕が手を取ると、彼女はされるがままといった感じで僕と手をつないで二つのエリア間のゲートを通って、コンファームド・エリアに入った。

決められたテントのベッドに連れていってシーツを敷いていると、イサトゥは自分でテントから出ていった。母親を探しにいったのかもしれないが、そこにはもう母親はいない。追いかけてテントを出ると、不安そうに一人で立っている。ローリスク・エリアから持ってきた彼女の好きなプランピー・ナッツを手渡した。

心理療法士による面談の席に同席させてもらおうと考えながら、「また来るね」と伝えてその場を離れた。


モハメド、マリアマ、クリスティアマはジャネットと一緒にテントの外に出ていた。少し離れたところから四人が話をしている姿を見て、僕は目を疑った。声をかけないと目を開けないような状態だった三人は明らかに改善し、三姉妹には笑顔さえ見ることができた。

同じ時期に苦しい思いをしたためか、三姉妹とモハメドはすでに以前からの友達のようで、見ようによっては四人きょうだいのようだった。嬉しくなってまた泣いている僕を見つけて、ジャネットが僕の名前を呼んだ。「ヒロ、ヒロ」と。いつの間にか僕の名前を憶えてくれていたようだ。マリアマまでが「ヒロ」と呼んでくれた。

四人のそばまで行って、ますます涙が止まらなくなっている僕を見て、彼らは笑っている。こどもたちの生命力とたくましさに圧倒されながらも、神様への感謝の気持ちがこみ上げた。モハメド、マリアマ、クリスティアマに二杯ずつORSを飲ませ、一人ひとりにプランピー・ナッツを渡した。離れたところから僕と四人のこどもたちのやりとりを見ていたイサトゥに手を振って、ハイリスク・エリアを出た。イサトゥの表情には、また新たな不安の表情が見て取れた。

一五時前にエクスパットのアメリカ人心理療法士、シンディがセンターに来てくれた。これまでの経緯を改めて説明したあと、イサトゥとの話に同席させてもらいたいと伝えた。

元々小児が専門の心理療法士であるシンディは、アムステルダムで行われた二日間のエボラトレーニングを一緒に受け、その後、カイラフンに入ったメンバーの一人だった。彼女は同席することを快く許してくれた。

アムステルダムでは国境なき医師団がエボラの活動に参加するMSFのエクスパットと他のNGOのエボラプロジェクトへの参加者を対象に、二日間のトレーニングを行っていることは先にも少し触れた。エボラの疫学、病態、感染対策、実際の活動に関する座学に加えて、防護服の着脱トレーニング、救急車からの患者搬出などについての実技訓練もあった。

エボラの活動に参加すること、エボラの患者に接することに不安をおぼえていた僕にとっては、とても有意義なものだった。だが、初めての防護服を着てのトレーニングでは、気温二〇℃以下という一一月のアムステルダムの好条件にもかかわらず、途中から頭痛に見舞われ、防護服を脱ぐ時にはフラフラになってしまった。かえって不安を抱えてシエラレオネに入ることになったが、今ではそんなことも懐かしく感じられる。

トレーニングの合間には、参加者ともさまざまな話をした。シンディとは小児専門の心理療法士と小児科医ということで意気投合し、カイラフンで一緒に働くことを楽しみにしていたが、四歳の女の子に母親の死を告げることが彼女との最初の仕事になるとは。

シンディと、通訳をしてくれる現地の心理療法士の三人で防護服に着替え、ハイリスク・エリアに入った。髪の長い人形とシールを持って、真っすぐイサトゥのところに向かう。彼女に声をかけながらゆっくり近づく間も、僕の顔をじっと見つめるイサトゥを見ながら、僕は必死に涙をこらえていた。そして、彼女の前にしゃがんでその肩に両手をのせて声をかけた。

「今日はシンディさんから大切なお話があるよ」と。

テントの外で休んでいる患者さんたちがいたが、彼らから少し距離のある、コンファームド・エリアの一角を選んで、椅子を四つ用意してからイサトゥを案内した。僕以外は会ったことのない人だったせいか、イサトゥは黙って僕と手をつないでその場所に向かう。

イサトゥを抱き上げて椅子に座らせると、シンディは僕にイサトゥの横に座るように言った。言われた通り、イサトゥの手を握ったまま彼女の横に座る。シンディはイサトゥの目の前に座り、その横に現地の心理療法士が座るかたちになった。

シンディは自己紹介をした。「イサトゥやたくさんのお友達とお話がしたくて、遠い国からここに来ましたよ」と。通訳を介してシンディの言葉が伝えられるが、イサトゥの表情はこわばったままだった。

小児科医として救急の現場で働いてきて、僕自身、事故で亡くなったこどものことを親に伝える場面には何度となく立ち会ってきたが、親の死をこどもに伝えるのはこれが初めてだった。こどもに対してそのきょうだいが死んだことを伝える役割も、多くの場合、親が担うことが多く、こどもに家族の死を伝えることには慣れていなかった。

僕は、シンディがどんなかたちでイサトゥに母親の死を伝えるのだろうかと固唾《かたず》をのんで待っていたが、彼女は、自己紹介を終えると、ためらうことなく本題に入った。

イサトゥと一緒にここに来たお母さんは、イサトゥよりも病気が重くて、とても具合が悪かったと話し、具合が悪い間もイサトゥのことをずっと心配していたと伝えた。イサトゥはその話を黙って聞いていた。

シンディはそのまま話を続けた。「お母さんはイサトゥに会うために元気になろうととても頑張ったけれども、とても怖いエボラという病気のために昨日の夜に死んでしまったんだよ」と。

イサトゥは「死んでしまった」という言葉を聞いて一瞬表情を変えた。そして口を開くと言った。「お母さんはどこ?」と。シンディは、「お母さんは天国に行ってしまったんだよ」と答えた。少しの間があって、またイサトゥが口を開き、「お母さんは帰ってくる?」と聞いた。「とても寂しいことだけど、お母さんは天国に行ってしまって、もう帰ってこないんだよ」とシンディは話した。

イサトゥの表情が大きく崩れることはなかった。しばらくの沈黙のあと、シンディは続けた。「お母さんは天国からいつもイサトゥのことを見ているよ、お母さんに会うことはできないけれど、お母さんはいつもイサトゥの心の中にいるよ」と。

イサトゥは一瞬表情を崩し、目には涙が浮かんでいたが、声を上げて泣くことはなかった。四歳の女の子が母親の死を告げられてどんな反応をするのか、僕には十分予想できていなかったが、イサトゥの様子は僕の想像をはるかに超えるものだった。彼女は、泣かないように必死に頑張っているように見えた。

僕もイサトゥの手を握ったまま、涙を必死にこらえようとしたが、溢れ出す涙を止めることはできず、声を上げないようにするのが精いっぱいだった。イサトゥが泣いていないのに僕が泣いてるのはおかしいだろうと思っても、溢れる涙を止めることはできなかった。

シンディは、一人で病気と戦っているイサトゥにご褒美だと言って、持ってきた人形とシールを渡した。彼女は何も言わずに人形を手に取ったが、その表情は変わらず硬いものだった。現地の心理療法士がイサトゥに声をかけて、彼女を他のこどもたちがいるところに連れていった。僕が泣いていて、役に立たないと思ったのだろう。

シンディは僕の肩を叩いて言った。「彼女はまだ母親の死を十分に理解できていない。これから何年もかけて少しずつ理解していくことになるのよ」と。「それでも彼女が心に大きな傷を負ったことに変わりはないから、しっかり見守って支えてあげなければならない」と続けた。

僕はいつまでも泣いてばかりいられない、少しでもイサトゥの支えにならなければと考えたが、果たして僕にできることは何だろう。彼女に声をかけ続けること、彼女がエボラから快復し、無事にここから退院できるようにすることぐらいしか思いつかなかった。

イサトゥがこれから立ち向かっていかなければならない哀しみは、何年も何十年も支えを必要としているのに。

防護服を着ての活動は頭のてっぺんから足の先までびしょ濡れになるため、涙でびしょびしょになった顔をごまかすのには好都合だった。ハイリスク・エリアを出たあと、少し休憩を取ると、再びハイリスク・エリアに向かった。イサトゥのことが気にかかったが、僕は回診を続けた。

アブドレラザックの状態は相変わらず深刻なもので、今日も点滴を受けていた。頑張らなきゃだめだ、お嬢さんや奥さんのぶんまで生きなきゃと声をかけた。彼はわずかに目を開いたが、すぐに目を閉じてしまった。僕にできることは、彼の快復を願うこと以外には何もなかった。

センターには毎日のように亡くなる患者さんがいて、悲しいニュースには事欠かないが、嬉しいニュースもあった。快復期に入った患者さんが、急性期の患者さんの世話をしている様子には何度も勇気づけられた。元気になって退院していくこどもたちの笑顔は、僕に明日への活力を与えてくれた。

この日は土曜日で、センターでの週に一度の映画上映会の日だった。コンファームド・エリアの一角の快復期の患者さんたちのテント近くでコンピューターとプロジェクターを使って映画を上映するのだ。この日の映画は、映画が好きな僕も見たことも聞いたこともないものだった。探険家と美女が秘宝を探しに出かけるといった類《たぐ》いのストーリーのようだった。老若男女、二〇人近い快復期の患者さんたちが固唾をのんで映像に見入っている。

映画が終わると、一斉に拍手がわき起こった。そして、その拍手はいつの間にか手拍子へと変わっていき、そこからは、まるで当然のように患者さんたちの歌声が響き出し、次にはその歌声に合わせてあちこちで患者さんたちが踊り出した。その場にいる人たちは、笑顔に溢れていた。

エボラとの激闘の直後であり、まだ体力が回復していない人も少なくないはずなのに、その歌声とダンスには生が満ちていた。何というたくましさであろうか。彼らのたくましさ、強さ、明るさの全てが僕の想像をはるかに超えるものだった。

エクスパットのなかには一緒に踊り出すものもいたが、僕は手拍子をしながら黙って彼らを見つめていた。

7　警告

二〇時に夜シフトのスタッフに申し送りをして、二一時には宿舎に戻った。イサトゥの面談の立ち会いや、モハメドの快復ぶりに驚かされたりという忙しい一日だったので（少々言い訳っぽいが）、僕は迷わず事務所の冷蔵庫にビールを取りにいった。

そんな僕をＰＣ（プロジェクト・コーディネーター：カイラフンのＭＳＦの活動全体の責任者）のウイルとＭＴＬ（メディカル・チーム・リーダー：カイラフンの医療活動全体の責任者）のクリスタルが呼び止めた。

話があるという。二人揃ってというのはあまりいい話ではなさそうだと嫌な予感がしたが、当たらずとも遠からずというところだった。宿舎の敷地内のミーティング・スペースに移動すると、ウイルとクリスタルの二人が僕の前に並んで座り、話が始まった。

それは、ＰＣとＭＴＬからの警告だった。

僕のハイリスク・エリアでの活動時間が長すぎることに対する警告である。

六〇分という制限時間を超えて活動し、万が一にも体調を崩しハイリスク・エリア内で倒れるようなことがあれば一大事になる。急遽《きゅうきょ》、救援用のスタッフをハイリスク・エリアに送り込まなければならなくなるばかりか、自分自身の消毒や脱衣だけでも骨が折れるのに、倒れたスタッフの脱衣の介助は救援に入ったスタッフさえも危険にさらすことになるというのだ。

さらには長時間活動することで無理がたたり、本当にエボラに感染するようなことがあれば、プログラムそのものの存続が危ぶまれると。

それらを理由として、とにかくきちんと制限時間を守るようにと言い渡された。そして、今後も制限時間をオーバーして活動するようなことが続けば、さらに、時間制限に限らず感染対策全般のルールが遵守されなければ、強制帰国もあり得ると警告された。

そして最後に付け加えられたのは、ただしこれは、僕一人への警告ではなく、僕と一緒にカイラフンに入った医療チームメンバー全員に対するものだということだった。最後のところを聞いて、僕は少しホッとした。僕自身も、プログラムを継続させることが最も重要であると考えていたので、彼らの指示に従うことを約束して解散となった。強制帰国を願う人間なんているはずがない。

彼らの言うことは至極もっともであり、チームを統括する立場からすれば致し方ないだろうとは思ったが、イサトゥのこと、モハメドのことで頭がいっぱいだった僕にすれば、この警告はタイミングが悪く、非情なもののように感じられたことも事実だった。

解散したあとは、ビールを片手に日本語でひとり愚痴をこぼしながら部屋に戻ると、この日も食事を摂らずに眠ってしまった。

8　生命

活動六日目　一一月一六日

翌日は、早朝シフトだった。いつものように六時に宿舎を出発する。この日も悲しいニュースからのスタートだった。

アブドレラザックが帰らぬ人となっていた。娘さんや奥さんに彼のことを頼まれたように思い込んでいた僕は、二人にとても申し訳なく感じた。が、同時に、アブドレラザックがようやく大切な娘と妻のところへ行くことができたようにも思え、不思議に安堵している自分もいた。

カイラフンの治療センターでは、亡くなった患者さんは、全身に次亜塩素酸をスプレーして消毒したあと、ご遺体バッグに収容する。全てのジッパーを閉じる前に、顔の周りを花で飾り、顔写真を撮影する。遠方にいる、もしくは自身もエボラに罹患しているがゆえに、すぐにセンターに駆けつけられない家族に、亡くなった患者さんの写真を残すことがその目的だ。

その後、センターから車で数分のところに設けられたエボラ患者専用の墓地に埋葬する。埋葬したあとは、名前と年齢が書かれた五×三〇センチほどの板を立てて、後日来るかもしれない遺族のための目印としている。あまりに粗末な板切れが墓石代わりだが、そこに名前を書き込むのは僕たち医療スタッフの仕事だった。

その人の人生を想う目印が、こんなものでいいのだろうかと疑問を感じたが、以前はそれさえなか

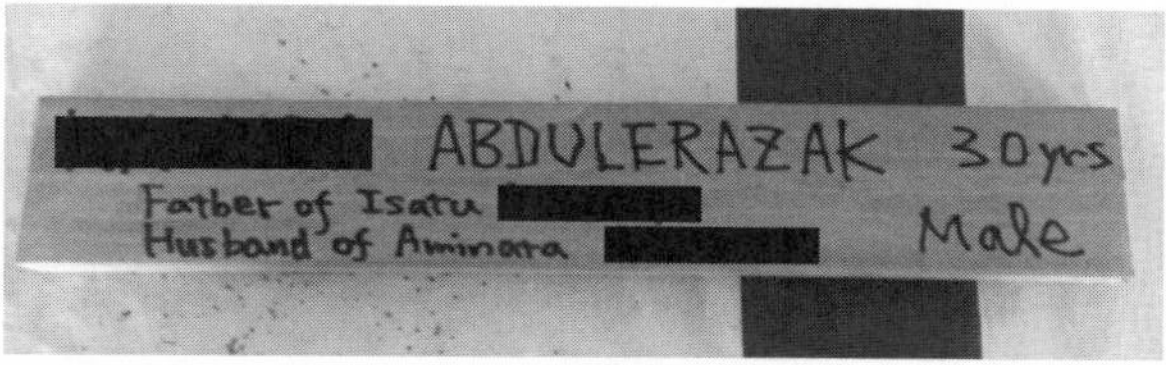

30歳で旅立ったアブドレラザックの墓標。家族と一緒に。

ったようで、これでも大きな進歩であり、今できる精いっぱいのことだった。センターに来て一週間足らずだったが、僕はすでに何枚かの板に亡くなった患者さんの名前を書いていた。

アブドレラザックの名前を書こうとしていたスタッフに声をかけ、僕に書かせてほしいと頼んだ。亡くなった患者さんの記録から、住所と名字を手掛かりに彼の娘さんと奥さんの名前を見つけ出すことができた。

イサトゥの父、アミナタの夫であるアブドレラザック、ここに眠る。

僕は、彼の墓石代わりの板にそう書き込んだ。

その人を想う気持ちが強ければ、いつも一緒にいたいと願うことはごく自然なことであり、彼が愛する娘と妻のもとへ旅立つことを望んでいたとすれば、望みを遂げたことになる。今は、それを喜ぶべきなのかもしれない。

一方で、医師として一人の患者を失ったことは、原因や理由が何であれ、ごまかしようのない敗北だった。

もしも僕が大切な人を失ったとしたら、僕は何を望むだろうかという疑問が、アブドレラザックに会った日からずっと頭の中にあった。医師としては間違っているかもしれないが、僕も彼と同様に、愛する人のもとに行きたいと願ってしまうかもしれない。

僕は医師である前に、一人の人間である。病気を治療し、人の命を救うべき医者が、自分の生命を粗末に考えているのか、と疑問に感じられるかもしれないが、僕は学生の頃から、死を意識して生きてきた。

生意気だと言われるかもしれないが、最期の時、死を目前にした時に、自分の人生を振り返って、価値ある人生だったと言えるような人生を生きたいと、ずっと願ってきた。

MSFの活動に参加していると、毎日、当たり前のように死んでゆくこどもたちを前にして、生命って何だろうと考えさせられることが少なくない。

一人の患者に数百万、数千万円の医療費が費やされている日本と、数百円の薬が買えなくて死んでゆくアフリカを比べたら、アフリカの人たちの生命の値段はあまりに安すぎると怒りをおぼえたこともある。だが、生命への想いは、自分自身が年を重ねるにつれて変わってきたように思う。

もちろん二〇年前も一〇年前も、そして今も変わらない生命の値段の不公平を受け入れたわけではなく、そのことに対する怒りはいつも僕の中にある。しかし、いつの頃からか僕の中に芽生えた「良く死にたい」という願望が、時に膨らんでは消え、消えてはまた膨らんでいるうちに死が他人事ではなくなり、生命の価値は死に方だけで測るものではないという想いを持つようになった。

良く死にたい願望についてわかりやすく言うと、もう二〇年以上も納得できる死に場所を探してきたということになるかもしれない。自分自身が納得できる時に、納得できる場所で、納得できることのために死にたいと。

そんなことを思いながらも、実際には日々の業務に追われて過ごしながら、その場所もその理由も見つからないまま時間ばかりが過ぎてしまった。だが、南スーダンでの活動に参加して、納得できる死に場所をという想いはより強いものになった。

南スーダンから帰国したあとの僕は生きることの意味を見失い、精神的にも肉体的にも追い詰められ、死が唯一の解決策のように感じられた。エボラの活動に参加を決めた日も、もしかすると、これで楽になれるかもしれないという思いがあった。

そして、飛び込んだシエラレオネでの日々。死んでもいいと思っていたはずなのに、エボラの患者を前にした時、無意識のうちにわき上がってくる恐怖心に占拠され、そのコントロールに必死になっていた。エボラと戦うこどもの温かで柔らかい感触に触れることがなければ、どれほど恐怖心との戦いに時間を費やしたことだろうか。

心のどこかで死を望みながら参加したエボラの活動で、こどもたち、家族を追いかけるように亡くなったアブドレラザックたちから、生きることの意味を教えられたように思う。

アフリカでは、多くのこどもたちが五歳の誕生日を迎えられずに死んでゆく。それに対して誰かが言っていたことが思い出される。アフリカではたくさん死ぬぶん、たくさん産んでいるからバランスが取れていて、親もこどもの死に慣れていると。

僕は小児科医として二〇年以上働いてきて、日本で五〇人以上のこどもたちを看取ってきた。国境なき医師団の一員として現場で過ごした期間は全部合わせても三年に満たないが、二〇〇人近いこどもたちを看取ってきた。その中で感じてきたことは、こどもを亡くした日本人の母親の哀しみと、こどもを亡くしたアフリカに住む母親の哀しみに違いはないということだ。

南スーダンでは、こどもを亡くしながらも表情一つ変えずに僕にお礼を言ってその場を立ち去る母親を見ることが少なくなかった。もちろん、絶叫して僕に摑みかかる人も中にはいたが。

落ち着いた母親に接した時、初めはその様子に戸惑いをおぼえたが、あとになって病院の中庭でしゃがみ込んで泣き崩れる母親の姿を見つけ、彼女たちの哀しみの表現の仕方は日本人の母親のそれとはいくらか違っているかもしれないが、その哀しみの深さに違いはないという想いを強くした。

南スーダンや中央アフリカで今も続く紛争のために死んでいく人が少なくないのは事実だが、死にたいと望んで死んでいく人はほとんどいないだろう。たとえ権力闘争に翻弄されて生命を落とす人たちの数が多くても、それが私たちの目に、まるで日常茶飯事のように映ったとしても、死んでいく人たちの生命の重さや残される人たちの哀しみに変わりがあるはずがない。

ありきたりな表現になってしまうが、大切なことは、どれだけ生命を燃やし輝かせることができるかではないだろうか。ここには、エボラの恐怖の中にあっても明るさを失わず、生命を燃やして生きる人たちがいる。


防護服を着ての活動は、一回あたり六〇分以内と制限されていたため、ローリスク・エリアでの休憩時間を工夫しても、どうしてもハイリスク・エリアの中に医師や看護師がいない時間ができてしまう。

そんな時に、自分で身動きのできない患者さんや一人で入院している幼いこどもたちのケアをしてくれるのは、症状が改善し始めて間もない患者さんたちだった。

快復傾向にあるとはいえ、まだまだエボラとの戦いで失った体力は戻らず、関節や筋肉の強い痛みを抱えているにもかかわらず、彼らは自ら重症者やこどもたちのケアを買って出ていた。生死の境をさまよった直後でさえも、他者の命を思いやる優しさと強さを持ち合わせているのだ。

その光景は、僕に、ヴィクトール・E・フランクルが『夜と霧』で書いた、アウシュヴィッツ収容所のことを思い起こさせた。絶望の淵に置かれた収容所にありながら、他者を思いやる人々に、フランクルが、これこそが、人間に与えられた最後の自由であると確信した一節を。

エボラ治療センターとアウシュヴィッツでは、そこにいる理由も、背景も、時代も、違うことばかりだが、愛する者たちが次々に奪われていく絶望感や、いつ訪れるかもしれない死に直面しているという部分では共通点もあるように思えた。

もし自分が、エボラ患者としてこのセンターに入院するとしたら、僕は、他者を思いやり、人間としての最後の自由、権利を価値あるものにすることができるだろうか。

今にも消えてしまいそうな生命を前にして、僕がすべきことは、彼らを哀れむことではなく、彼らが輝かせた生命に敬意を表することだ。先進国で高度な医療を享受して生きる僕に欠けていることを、数多く教えられたように思う。

9 急変

昨夜遅くに入院となった五人家族が収容されるプロバブル・エリアに行ってみると、すでに父親はベッドから落ちたままの状態で亡くなっていた。隣のベッドに横たわる長男は高熱と激しい嘔吐に苦しんでいる。女性用のテントにいる母親と娘二人の状態は落ち着いていた。

一人少なくなってしまった採血を終わらせ、ハイリスク・エリアを出る前に、モハメドのテントを見にいった。明らかな改善を見せていた昨日を思い、今日はどんなに良くなっているかと期待して彼のベッドに行ったが、その状態は目を疑うものだった。

彼は、強い呼吸困難症状を呈していた。うめくような呼吸、そして呼吸のたびに聴診器なしでもわかるぐらいにゴロゴロと気道内を動く液体による音が発せられていた。いったい何が起こったのだ？昨日はあんなに元気そうだったのに。

すぐに思いついたのは、過量の点滴によって引き起こされた肺うっ血か、誤嚥だったが、このセンターでは、点滴できるスタッフや時間が限られており、どれだけ頑張っても十分な量を点滴することは叶わないのが現実で、過剰な点滴が行われた可能性は非常に低く、誤嚥の可能性が高い。誤嚥とは、誤って気道に食物や飲み物などが入り込むことだが、異物が気道や肺に入ることで、炎症を起こしたり、肺の酸素と二酸化炭素のガス交換が妨げられたりして、重度の呼吸障害を引き起こすことも珍しくない。

モハメドの顔色は悪く、意識は朦朧《もうろう》とし、血圧が低下しているのだろう、脈もわずかに触れる程度だった。一緒に採血に入っていたエクスパット看護師のエミリーに、今すぐ点滴をしなければと伝えたが、彼女は僕の意見に同意しかねていた。

ハイリスク・エリアでの活動時間がすでに六〇分に近づいているためだろうと思い、一度だけ点滴ルート確保をトライさせてほしいと話すと、渋々といった感じではあったが、同意し、点滴ルート確保の準備を手伝ってくれた。オーストラリアの病院で、救急部、それもこどもを中心に看護してきたというエミリーの手際はよく、僕は点滴ルートを確保することだけに集中すればよかった。

昨夜の警告が頭をよぎった。何がなんでも、一度で成功させなければならない。そして、トーマスが教えてくれたこと、ここでは「またあとで」は通用しないということも忘れてはならない。

曇り空のこの日、朝の八時前ということもあり、センターの気温はさほど高くなく、暑さも疲労も感じてはおらず、ゴーグルの曇りも問題なかったが、僕は失敗してしまった。

僕には成功するまで何度でも、という気持ちがあったが、エミリーの表情や態度から、議論の余地がないことは明らかだった。モハメドの胸を呼吸に合わせて圧迫したり、背中を叩いてなんとか咳を誘発して気道内にあるものを吐き出させることはできないかと試みたが、いずれも効果はなかった。背中の下に丸めた毛布を入れて、彼の上半身を少し起こした状態で維持してから、やむなくハイリスク・エリアを出た。

再びモハメドに会える保証はないと思うと、ふがいない自分に悔しさが溢れた。僕にできることは、彼の生命力に期待すること、できるだけ早くもう一度ハイリスク・エリアに戻ることだった。

ローリスク・エリアに出て間もなく、朝の申し送りが行われた。昨夜の看護師の話では、モハメドはやはり誤嚥したようだった。ORSを飲んでいて激しくむせ込み、そのあとから呼吸困難をきたしているということだった。せっかくエボラとの戦いに勝利しかけていたのに。悔しくて残念でならなかった。

朝の申し送りを終えて、「すぐにでもハイリスク・エリアに戻りたい」と、この日の看護リーダーであるピアに伝えた。ピアは、「一時間半もハイリスク・エリアで活動した人が一五分の休憩でまた戻るなんて許されない」と言った。さらには、そばにいたエミリーが近寄ってきて、「モハメドはもう助からない。これ以上、痛い思いをさせるべきじゃない」と、涙ながらに訴えた。

彼女が先ほど、僕が点滴をしたいと言った時に抵抗を示したのは、制限時間のことだけではなく、そういう理由があったことを今更ながら知った。

確かに今の彼の状態は深刻で、助けられるかどうかはわからない。けれど、彼は昨日の時点ですでにエボラとの戦いに勝利し、あとは快復を待つばかりの状態であったところで運悪く誤嚥性肺炎を起こしてしまっただけだ。つまり今の彼の敵はエボラではなく誤嚥性肺炎で、治療できる可能性が十分にあると思っていた。

エミリーはさらに興奮して、涙ながらにこれ以上の治療をすべきではないと繰り返し訴えている。彼女が興奮し涙して、治療の差し控えを訴える理由が、僕には正直理解できなかった。僕は決して、感情論で積極的な治療を主張しているわけではない。誤嚥性肺炎ならば、抗生剤で治療できる可能性があるし、彼の脈が弱いことを考えれば、点滴は必要なはずだった。

エミリーのただならぬ様子に、マッシモが仲裁に入ってきた。彼は今朝のモハメドを見ていないからか、自分の意見を言うことはなかった。そして自分が僕と一緒にハイリスク・エリアに入って、治療の必要性を判断すると言った。
僕は、モハメドがすでに息絶えている可能性もあると考えていたため、議論はあとまわしにして、一刻も早くハイリスク・エリアに入りたかった。そこで議論を打ち切り、はやる気持ちを抑えて、モハメドのための点滴、注射用抗生剤、解熱鎮痛剤などを準備し、防護服を身に着けてマッシモとともにハイリスク・エリアに入った。

どこにも寄らず、真っすぐにモハメドのところに向かう。

彼の状態は、幸い今朝と大きく変わらなかったが、朦朧としながらも僕たちが来たことに気づき目を開けた。呼吸の速さや喘ぐような呼吸は、幾分落ち着いているようにさえ見えた。僕はすぐに、マッシモに点滴確保をしようと伝えた。彼は何も言わずに点滴確保の介助をしてくれた。
今度は一回で点滴ルートを確保し、抗生剤、解熱鎮痛薬を速やかに投与したあと、点滴を開始した。なんとか持ち直してほしいと願いながら。モハメドのことで頭がいっぱいで、あまり気に留めなかったが、処置の最中も処置のあともマッシモは何も言わなかった。

モハメドの処置を済ませたあと、マリアマ、クリスティアマを見にいくと、彼女たちの快復ぶりには驚かされた。三姉妹はテントの外に出て、笑顔で立っていた。口々に「ヒロ、ヒロ」と叫んでいる。
嬉しくなった僕は彼女たちに近づき、三人を無意識に抱きしめていた。ノー・タッチ・ポリシーが国中に発せられているとはいえ、僕は防護服を着ているのだから、そんなのおかまいなしだった。三姉妹の快復を心から嬉しく思う一方で、正反対の状況に置かれているモハメドのことがとても哀れに思えた。

ローリスク・エリアに出て、エミリーにモハメドの様子を伝えた。朝と比べて悪化はしておらず、点滴と抗生剤を始めたと。彼女もマッシモ同様に僕の話を聞く間、何も言わず、最後まで黙っていた。僕は医師としてやるべきことをしたつもりであり、何も言わない彼らは理解してくれたものと思っていたが、そうでなかったことを後々、知ることとなった。

その日の三回目のハイリスク・エリアでの活動では、大人とこどもの回診をした。午後にかけても、モハメドの容態は大きくは変わらなかった。呼べば目を開けるがすぐに閉じてしまうような意識状態と苦しそうな呼吸は続いていたが、朝と比べると、脈をしっかりと打っていることが確認できた。医師のリーダーであるブルースに申し送りをしたが、モハメドの容態が気になり、すぐには宿舎に戻らず、しばらくセンターに残ることにした。

カイラフンのエボラ治療センターは、シエラレオネの東の外れに位置している。今回のエボラのアウトブレイクを受けて、ギニア国境まで数キロメートルのギニアに通じる道の両側にMSFの施設が建設されたのだ。とはいえ、いずれも材木とトタンやビニールシートで組み立てられた一時しのぎ的なものだった。

ギニア国境に向かって右側に治療センター、左側には、医薬品やさまざまな資材を保管したり、材木から必要な家具を作製するロジスティック基地、調理スペース、ヘルス・プロモーションのオフィス、退院した患者さんが帰途に就くまで宿泊するためのテント、スタッフのためのクリニックなどがあった。

センターにいる時はほとんどの時間を治療センター内で過ごしていたため、いい機会だと考え、通りの左側の部分を見て回った。ロジスティック基地では、治療センターで使うベッド、テーブル、椅子などを一〇人以上の現地スタッフが組み立てていた。まるで家具製造工場のようだ。

調理スペースでは、一〇〇人以上の患者さんのための食事をこちらも一〇人近い女性たちが調理していた。ヘルス・プロモーションのスタッフは、新たに採用されたスタッフに防護服の着脱のトレーニングを行っていた。

僕自身はエボラ治療センターと宿舎を往復するばかりだが、ここでは、エボラの感染を抑え込むために、本当にさまざまな職種の人たちがそれぞれの役割を必死に果たそうと奮闘していた。治療センターの中では、自分たち医師や看護師が主役のような錯覚を起こしてしまうが、エボラの活動はさまざまな職種との連携があって初めて成り立つものだということを再確認した。


午後四時を過ぎたところで、モハメドの様子を確認するため、治療センターに戻った。もう一度ハイリスク・エリアに入らせてもらえるよう、ブルースとマッシモに相談し、マーガレットという現地の看護師とハイリスク・エリアに入ることとなった。

この日、マーガレットは、母親などの介助者がいないこどもたちに食事を与えるという役割を与えられていた。マーガレットは、ビスケットと粉ミルクを混ぜて作るミルク粥《がゆ》のようなもの、ミルクとプランピー・ナッツで作る特製ミルクの作り方を教えてくれた。あの子たちはこれが好きなんだよね、と楽しそうに準備をする彼女を見て、僕は嬉しい気持ちになった。こどもたちの笑顔のためにさまざまな工夫をしている彼女のような存在が、どれほどこどもたちの支えになっていることだろう。

三人ぶんのミルク粥と一人ぶんの特製ミルク、二人ぶんの普通のミルクを用意してハイリスク・エリアに入った。イサトゥの好きなプランピー・ナッツも忘れずに持っていった。

僕はまず、モハメドのところに向かった。深刻な状態は続いていた。彼に予定量の点滴と解熱剤を投与した。少しでも呼吸が楽になればと思い、彼を膝の上に抱きかかえて背中をさすった。だが、なかなかいい咳を出させてやれず、痰《たん》を吐き出させてやることもできなかったが、彼は心地よさそうに僕の膝の上で眠っていた。眠っている彼に、僕は必死に念を送った。「負けるな、ガンバレ」と。

今は、誤嚥性肺炎をも打ち負かすだけの彼のたくましい生命力を信じるしかない。明日来るまで生きていてくれと、心の中で声をかけてテントを出た。

普通のミルクはお母さんに抱かれた赤ちゃんに、特製ミルクはアブバカルに、特製ミルク粥をマリアマとクリスティアマ、イサトゥに届けた。イサトゥは、マーガレットの膝の上に座って、特製ミルク粥を食べている。表情は硬いが、それでもしっかり食べている。マーガレットの話し方は少しつっけんどんだが、イサトゥを抱く様子から、彼女がイサトゥやこどもたちをどれほど大切に想っているかが伝わってくるようだった。

マーガレットのような人たちがいてくれるから、こどもたちは元気になれるのだ。こどもたちのエボラからの生還率は非常に低く、それゆえにスタッフたちはこどもたちへの感情移入を避けているのではと危惧していたが、ここは違っていた。こどもたちを助けたいと強く願う人たちがいてくれることが本当に嬉しかった。

僕はマリアマとクリスティアマに特製のミルク粥を手渡し、二人の隣で、彼女たちが食べる様子を見ていた。食べるスピードこそゆっくりだったが、数日前のことを思うと信じられない光景だった。この調子でどんどん良くなってくれ。

僕がカイラフンに入った頃から、カイラフン県のエボラ患者は減り始めていた。MSFやカイラフンの保健局スタッフの努力により、カイラフン地域の感染封じ込めに少しだけ目処《めど》が立ち始めていたのだ。

それでも首都フリータウンやシエラレオネ中央部のトンコリリ県から多くの患者が一〇時間近くもかけて搬送されてくるため、センターは常に満床の状態が続いていた。

イサトゥもトンコリリ県から来ていた。イサトゥの父親が亡くなっていることは、センターに着いた際のトリアージで母親から聞かされていた。トリアージで得た情報を頼りに、イサトゥのその他の親族を探し出し、連絡をとることは容易ではなかったが、心理療法士のシンディからの要請もあり、MSFのアウトリーチ・チーム(ヘルス・プロモーション・チーム)と連携して、コミュニティーを回って情報収集や啓発活動を行うチーム)は、トンコリリ県の福祉担当者と連絡をとり、彼女を引き取ってくれる親族を探し始めていた。

マーガレットやアウトリーチ・チームのメンバー、みんながここのこどもたちのために汗を流していた。僕は、自分がそのチームの一員であることが素直に嬉しかった。

眠っているモハメドの顔をもう一度見てから僕はハイリスク・エリアを出て、宿舎に戻った。

10　ソリー

活動七日目　一一月一七日

翌日も早朝のシフトだった。

カイラフンの朝六時はまだ真っ暗だ。この日の空は澄み渡り、満天の星が光り輝いていた。いつものように夜中に何度も目を覚まし、四時にはベッドを出て、五時には準備万端だった僕は、集合時間の六時を待ちきれずに外に出て星空を見上げていた。星に興味はあるものの、何ら特別な知識を持ち合わせてはいない。あまりに多くの星が輝く空に、ただただ見とれるしかなかった。

当たり前のことだが、日本の空にもシエラレオネと同じだけの星がある。それなのに、日本ではシエラレオネの一〇分の一も見えていないように思う。明るすぎて見えないのだ。日本人が多くのものを手に入れ、モノに囲まれた生活に慣れてしまった結果、多くのものが見えなくなってしまっていることと似ているように思えた。

シエラレオネに住む人たちにしか見えないもの、感じられないものがたくさんあるのではないだろうか。

この星空を目の当たりにすると、自分の存在がとてもちっぽけで、自分の一生なんてほんの一瞬のことのように思えて仕方がなかった。

そんなことを考えながら空を見上げていると、早朝シフトのカナダ人看護師ナンシーが声をかけてきた。いつも陽気な彼女は星を見上げていた僕を見つけて、何か冗談らしきことを言ったようだが、よく聞き取れなかった。

遠くではなく、目の前のことに集中しようと、気持ちを切り替えて車に乗り込み、モハメドが待っているはずのセンターに向かった。


六時三〇分にセンターに着くと、すぐに着替えてローリスク・エリアに入った。

夜シフトのスタッフから、モハメドの死が伝えられた。

僕は、トーマスから教えられたことをちゃんと活かせただろうか。モハメドに対してもっとしてあげられることはなかっただろうかと、彼と過ごした時間を振り返った。

彼は母親を亡くしたあとも、最期まで勇敢に戦った。エボラとの戦いに勝利するまであと一歩のところまで来ていたが、そんな中、誤嚥性肺炎に倒れた。彼の戦いぶりは終始、勇敢だった。彼が泣いているところを僕は一度も見たことがなかった。母親を亡くした五歳の少年が、涙を見せずに一人で病気と戦っていた。頭の下がる思いだ。今頃は、母親に抱かれて安堵の涙を流しているかもしれない。

モハメドの死を聞かされた僕は、助けられなかった悔しさを抑えることはできなかったが、悔しさと同時に、またしてもアブドレラザックの時と同じように不思議にホッとしていた。勇敢だったとはいえ、痛みや恐怖、孤独と戦っていたモハメドがこれでやっとぐっすり眠ることができるのではないかと。心の中で、最後まで戦い抜いたモハメドに声をかけた。

「力になれなくてごめんね。君は本当によく頑張ったね。どうかお母さんのところでゆっくり休んでね。モハメド、僕は君のことを決して忘れない」と。

昨夜は二一時過ぎにトンコリリ県から救急車が到着し、多くのこどもが入院していた。一一歳の少年ソリーとその五歳の弟ムサ、六歳の男の子フォダイとその五歳の弟ギブリラ、そして母親に連れられた一歳五カ月の女の子ジャミーの五人だ。その他に、到着時に死亡が確認された二人の患者がいた。四人の男の子はサスペクト・エリアに、母親とジャミーはプロバブル・エリアに収容された。今朝はこの六人に加えて、数人の大人の採血をすることになった。

モハメドを失い、僕はまだ気持ちの整理をつけられていなかったが、トーマスからの教え、そして今回モハメドが教えてくれたことを無駄にしてはならない。

「あとで」や「また明日」は、ここでは通用しない。そして、無事に退院する日まで、決して気を抜いてはならない。少しでも気を緩めれば、すぐに死神に取り憑《つ》かれる。

彼らの教えを、今もエボラと戦っているこどもたちのために活かすことが僕に課せられた使命に他ならない。気持ちを切り替えて、目の前の患者さんに集中しなければならない。

まずは、サスペクト・エリアに新しく入院した四人の少年の採血だ。多くの場合、サスペクト・エリアの患者さんたちの容態は悪くないため、元気に四人の少年が出迎えてくれることを想像して名前を呼んだが、僕の前に現れたのはソリー、フォダイ、ギブリラの三人だけだった。五歳のムサがいない。理由を聞くと、一番長身の少年が、こっちだと言って案内してくれた。

テントの中に案内されてベッドまで行くと、そこには明らかに瀕死といった状態の少年が横たわっていた。目を閉じ、呼吸は速く、脈が弱い。僕を案内してくれた少年ソリーの弟、ムサだった。今すぐ治療を開始しなければならない。

僕の頭に、トーマスとモハメドの顔が浮かんだ。彼らが背中を押してくれるように感じ、もう躊躇しなかった。真っすぐローリスク・エリアとの境界のフェンスに向かい、看護師に大きな声で呼びかけ、点滴の用意を頼んだ。準備ができるまでの間、三人の採血を済ませよう。バディのカリムは以前にも一緒に採血していたので、手際よく準備をしてくれた。

まずは最年長のソリーからだ。弟の状態にもかかわらず、彼の態度は驚くほど毅然としたもので、針を刺す時でさえほとんど表情を変えなかった。準備ができたらすぐに弟の治療を始めることを伝えた。彼は何も言わずに頷いた。

ソリーが採血中に毅然とした態度を見せてくれたためか、六歳のフォダイと五歳のギブリラも、さすがに顔はしかめたものの、暴れたり動いたりするようなことはなく、スムーズに採血することができた。二人の容態がソリーに比べるとやや悪かったことも影響していたかもしれないが。

その後、ローリスク・エリアからムサの点滴を受け取ると、すぐにムサの点滴ルート確保を行った。不安そうに見ていたソリーだったが、声を上げたり、うろたえる様子はなかった。

ムサの容態は良くなかったが、幸い一回で点滴ルートを確保することができた。抗生剤、解熱鎮痛剤と点滴を、急速に投与した。ここで彼にしてあげられることは、これくらいしかなかった。

プロバブル・エリアでは、母親と赤ちゃんの採血を行った。母親は二八歳の女性だった。中肉中背のその女性は一人でベッドに腰掛けていて、顔色も良く、一見すると身体的には問題なさそうだったが、声をかけてみると、混乱していることは明らかだった。全く会話が成立しない。何を聞いても意味不明なことを口走っている。目を大きく見開き、涎《よだれ》を垂らしながらベッドに座るその様子は狂気すら感じるものだった。

カリムに抑制を頼み、採血を行った。腕を動かさないように繰り返し説明したが、予想通り、じっとしていることはできず、カリムの力でなんとか抑え込んで採血をした。

隣のベッドで泣いている女の子が一歳五カ月のジャミーだった。彼女は顔面を紅潮させ、ハーハーと速い呼吸をしていた。身体は燃えるように熱かった。脈はしっかり打っていたので、速い呼吸は肺の問題ではなく、高熱によるものかもしれない。そうであってくれればいいのだが。

肺や気管に原因があるとすると、モハメドの時同様に、僕にできることはほとんど何もない。解熱剤の準備をカリムに頼み、その間、僕は採血の準備をした。用意してもらった解熱剤を投与し、カリムに手伝ってもらいジャミーをブランケットにくるんで採血を行う。

採血を無事に終えることができたのは何よりだったが、問題は母親だった。ジャミーを採血している間も、宙を見るような視線は変わらず、ジャミーに目を向けることはなかった。母親の精神状態が正常でないことは火を見るより明らかであり、高熱で速くて荒い息遣いの一歳五カ月の女の子の頼るべき母親はここにはいなかった。母親は採血のあと、泣きじゃくるジャミーを抱き上げることもなかった。僕たちスタッフがなんとかしてジャミーの面倒を見なければならない。


他の大人の採血を済ませ、かろうじて五分オーバーでハイリスク・エリアを出た。

八時三〇分には朝の申し送りを終えた。この日、僕に与えられたタスクは、マーガレットと二人でこどもたちの回診をすることと、こどもたちの食事の世話や着替えの介助などだった。ムサの容態が気になり、気が気ではなかったが、ローリスク・エリアからの問診に向かった。

マリアマとクリスティアマは、ジャネットと一緒にフェンス際まで歩いてくることができるまでに快復していた。まだまだ足取りは頼りないが、彼女たちには笑顔が見られた。

一一カ月のアブバカルは母親に抱かれてフェンス際まで来ると、僕の顔を見て大泣きしていた。その泣き声は、とても力強いものだった。自分の顔を見て泣かれているのに、とても嬉しく感じた。そんな様子を見た母親にも、笑みがこぼれていた。

ローリスク・エリアからの問診をまずまずスムーズに終えると、昨日同様、マーガレットと二人でこどもたちの特別食やミルクの準備をした。昨日教わった要領で食事やミルクの準備をする僕を見て、マーガレットは嬉しそうにニヤニヤしていた。が、僕は今朝点滴したムサや、混乱した母親と一緒のジャミーの容態が気になり、そんなことはおかまいなしに、九時三〇分過ぎには準備を終え、急いでハイリスク・エリアに入った。

サスペクト・エリアに入ると、真っすぐムサのベッドに向かった。ムサはベッドの上に横たわっていたが、すでに呼吸をしていなかった。脈も触れず、瞳孔も開いていた。僕は彼の頭をそっと何回かなでてから、顔にブランケットをかけた。

ムサのベッドのそばには、ソリーが立っていた。僕は何も言わなかったが、彼は何が起こったか理解しているようだった。声を上げることはなく、ただ静かに目を閉じていた。僕は彼の肩に手を置いて、「アイアム ソーリー」とだけ伝えた。

僕がハイリスク・エリアに入って、すでに息をしていないムサを診察して死亡確認をしたことに違和感をおぼえるかもしれない。トーマスもモハメドもそうだった。医療スタッフがテントに行ってみると、すでに息を引き取っていた。

幼いこどもであっても、親をすでに亡くしたこどもであっても、一つの命が天に召される時、その場で声をかける人も、手を握ってあげる人もいないままに、彼らは旅立った。

世界が関心を失い始めたエボラ治療センターでは、最期を誰に看取られるでもなく、一人静かに息を引き取る人があとを絶たない。それだけ、医療スタッフの数が足りていないのだ。日本から、世界からやって来た僕たち医療スタッフが、ハイリスク・エリアに入ってやらなければならない最初の仕事が、すでに亡くなっている人を探すことだなんて、信じてもらえるだろうか。そして、そんな状況にもかかわらず、世界がエボラから関心を失っていくなんてことがあっていいのだろうか。やり場のない怒りで僕の心は震えた。

昨夜一緒に入院してきたフォダイとギブリラは決して良い状態とは言えず、歩くにも支えを必要としていた。二人とも同じように発熱と下痢、嘔吐の症状があった。頑張ってORSを飲むように、二人に話してきかせた。

プロバブル・エリアの一歳五カ月のジャミーは解熱剤が効いたのか、先ほどと比べると表情もやわらぎ、呼吸数もかなり落ち着いていた。水のような下痢こそ続いていたが、まだまだ希望が持てる状態だった。

マーガレットはジャミーを抱き上げ、手のひらを使って上手にミルクを飲ませていた。ジャミーの下顎に手を当て、手のひらをお皿のようにして、そこにミルクを入れると、ジャミーの口の中にミルクが吸い込まれるように入っていく。

日本では見たことのない方法で、一つ間違うと誤嚥を起こしかねないと思ったが、マーガレットにかかると、こどもはこぼすこともなければ、むせることもない。上手にミルクを飲ませていた。高熱と下痢が続いているジャミーだったが、ミルクが飲めていることは救いだった。

母親は変わらずベッドの上に座って目を見開いている。朝食のキャッサバ（現地で栽培され食用とされている芋）スープとごはんを両手につかんで口に運んでいるが、その半分以上は口には収まっておらず、まさに食い散らかしているといった状態だった。母親の精神状態に改善は見られなかった。

ジャミーの診察を終えた僕は、イサトゥの待つコンファームド・エリアに向かった。イサトゥの容態は、母親を亡くしたあとも悪化することはなく、順調に快方に向かっていた。今では自分から食べようという意欲もあり、日中はマリアママやクリスティアママのあとを付いて回っている。

マリアママやクリスティアママが僕を「ヒロ、ヒロ」と呼んでいるのを聞くと、一緒になって「ヒロ、ヒロ」と声を出している。それでも、僕が近づいて声をかけると、恥ずかしそうに、はにかんだ笑顔を見せる。かわいくて抱きしめると、くすぐったいようで、ケラケラと笑っている。

彼女は、母親の死をどこまで理解したのであろうか。屈託のない笑顔を見ていると、まるでそのことを忘れているかのようにも見えるが、イサトゥが心に深い傷を負ったことは間違いないだろう。これからも、僕にできることを探していかなければならない。

11 仲間

治療センターの、通りを挟んだ向かい側には、入院患者用の食事を作るキッチンや、患者用のベッドやテーブルを作る工房が設置されていることは先にも触れたが、その脇には、スタッフ用のクリニックが設置されている。

文字通り、MSFで働くスタッフのための診療所で、僕がオフの時や手が離せない時などは他のエクスパット医師が対応してくれてはいたが、原則として僕はそのクリニックの管理を任されていた。診察の必要が生じると僕のところに連絡が入り、時間を決めてクリニックに行って診察を行う。

多くの場合、体調が優れない、頭痛がある、オートバイで転んで少し怪我をしたなどの比較的軽い訴えではあったが、エボラ患者との接触の可能性、熱があるかどうかなど、詳細に問診をして、エボラの可能性を確実に否定しなければならず、一人の患者さんを診察するのに三〇分を要することも珍しくなかった。

治療センターで勤務する現地スタッフは、エボラ感染の可能性を恐れて家族が一緒に暮らしたがらない。時にコミュニティーからも敬遠されていて、ストレスからくる体調不良が考えられるケースも少なからず認められた。

僕は小児科医であり、こどもを診察し、こどもたちを助けることに何よりの生きがいを感じる。だから、治療センターのこどもたちの診療を中断せざるを得ないこともあるスタッフの診察は、正直言えば早く終わらせたいと感じることもあった。だが、彼らの話を聞くたび、さまざまなストレスを抱えながらも長期間にわたり危険な業務にあたってくれる彼ら現地スタッフがいて初めて、MSFの活動が成り立っているのだと再確認した。

クリニックでの診療を終えて治療センターに戻ると、朝の血液検査では、ソリー、フォダイ、ギブリラ、ジャミーとその母親の全員が陽性だったことが告げられた。午後のチームがソリーたちの移動の準備をしている様子を横目に、帰途に就いた。

宿舎に戻り日記を書いていると頭痛がし始め、どんどんひどくなっていった。もしかしてエボラ？という考えが頭をかすめたため、熱を測ったが、幸い三六・五℃だった。水分補給が足りてないように感じたため、ORSを作り水分摂取を心がけてみたが、頭痛はなかなか収まらず、ベッドで頭を抱えているうちに眠ってしまった。

目が覚めると頭痛は随分よくなっていたが、外はすっかり暗くなっている。時計を見るとすでに二〇時を過ぎていた。頭痛がよくなったせいか空腹をおぼえた僕は食堂に向かった。

食堂では、多くのエクスパットが食事を摂っていた。今晩のメニューは、骨付きチキンのロースト、クスクス、トマトとキュウリのサラダだった。チキンのローストはほぼ毎日、昼食と夕食に出ている。チキンは嫌いではないが、連日、それも昼夜の二回ということになると、さすがに避けたい衝動に駆られるが、他に選択肢はない。給仕係に小さいものをと頼んで、渡された皿を持ってテーブルについた。

今朝一緒に朝のシフトに入っていたカナダ人看護師のナンシーと今日カイラフンに着いたばかりのインド系アメリカ人女性医師、それにスウェーデン人ヘルス・プロモーターなどが何やら楽しそうに話をしていたため、人見知りの僕だったが、自己紹介をして会話に加わった。

それぞれの国の食べ物についての話をしているようだったが、アメリカ人とスウェーデン人の二人がベジタリアンだったことから、ベジタリアンの食事観について話が進んだ。

僕は正直、野菜よりも肉の方が好きだ。大学生の時には、焼き肉のプールで泳ぐ夢を見るぐらい焼き肉が好きだった（貧乏学生で焼き肉なんて食べにいけなかったからだと思う）。そんな僕にとって、ベジタリアンという生き方は不思議でならなかった。そのため、深い意図なくベジタリアンになった理由を尋ねた。

二人は、それぞれの考えや想いを丁寧に話してくれたが、途中から彼らの言葉が驚くほど、熱を帯びていることに気がついた。僕は触れるべきでない話題、そして尋ねるべきではない質問をしてしまったようだった。

よくよく考えれば、自分でも気づかないうちにベジタリアンを批判するような気持ちが言葉の端々に表れていたのかもしれない。宗教上の理由や健康法、動物保護の理念などから選択したであろうベジタリアンという生き方を否定するつもりはない。

それでも、フィールドにおいて、ベジタリアンであり続けることは、食料を調達したり食事の準備をしたりする人たちの負担となっているのでは？　という思いが少なからずあったのも事実だ。

しかし、この話題は、とても親しいオーストラリア出身の友人とも捕鯨の話はしない、心が通じ合ったと思える中国人の友人と台湾について話さない方がいい、というのと同じだったようで、触れてはならない領域だったということに気づいた時にはすでに遅く、二人の説明はどんどん熱を帯びていった。

僕は、悪気があって聞いたわけではないと繰り返し説明したが、手遅れだったようだ。自分から会話に加わるなどという慣れないことをするからこんなことになってしまうのだと思い、早々に自分の部屋に引きあげた。


気まずくなって自分の部屋に引き返したが、昼寝のせいでなかなか寝付けなかったため、深夜二時過ぎまで、その日、カナダ人医師ブルースから渡された小児のためのエボラ治療ガイドラインの試案に目を通していた。

それは、小児のエボラ患者の死亡率を下げるための試案で、それまでの実際の診療と比較すると、点滴による脱水、電解質の補正など、かなり積極的な治療が推奨されていた。これまで推奨されていた、感染リスクを避けるために、血液検査や点滴による薬剤投与を極力行わず、鎮痛剤の経口投与やORSの投与などを行う、医療者にとってリスクの低い治療とは違う。

しかしながら、あくまでも試案なので、正式に承認されるには時間がかかり、すぐに実施されるわけではない。それでも可能な範囲で参考にしながら、より積極的な診療を進めてほしいというのが、試案を作った人たちの思いではないだろうかと読み進めた。

一方で、現場のスタッフの多くはそんな提案をとても冷ややかに見ていた。書かれている内容は、日本ならどれも当たり前にできることばかりだったが、残念ながらカイラフンのエボラ治療センターの現状からはかけ離れていた。ここでは、十分な点滴をすることさえままならない。

下痢や嘔吐によって引き起こされているであろう体内の電解質の異常を、血液を採取して計測し評価することは、治療するうえでは欠かせない。だが、実際には電解質を測定する器材などここにはない。

それどころか、採血時に起こり得る針刺し事故の危険性を最小限とするため、血液検査はエボラの確定診断のためだけと厳しく制限されていた。

国境なき医師団の活動で当たり前のように実施されている、マラリアの迅速検査でさえ禁止されていた。専用の先の尖《とが》った剃刀《かみそり》のようなもので患者の指先を引っ掻いて血液を採取し検査する、非常に簡単な検査法だ。

患者が押しかけ、センター内が混乱していた活動初期や、スタッフの中からエボラ感染者が出て、そのうちの数人が命を落としていた時期を知るスタッフにとっては、現状の診療が限界であり、それ以外は考えられないと思うのも無理はない。

それでも現在は、フリータウンやトンコリリ県からの患者搬送は続いているものの、カイラフン地域の患者数が減少し、入院患者数が徐々に減り始めている。以前はやむを得ず、治療センターのベッド数以上の患者を受け入れていたが、最近ではベッド数以内の入院患者数を維持できていた。

つまり、患者数に比して相対的にスタッフ数に余裕が生まれてきているはずだ。それを思うと、もう一歩踏み込んだ診療をという気持ちを、僕はどうしても抑えることができずにいた。そして、この試案は、そんな僕の気持ちを一層強いものにした。

活動八日目　一一月一八日

翌日の勤務は、午後のシフトだった。

患者さんの肩を抱えながら、プロバブル・エリアからコンファームド・エリアに入ると、ソリーが僕のところへやって来た。昨日、入院してすぐに弟を亡くした一一歳の少年だ。ソリーの状態は悪くないようで、しっかりとした足取りだった。

彼が流暢《りゅうちょう》な英語で僕に何かを言っている。弟を亡くしたばかりの少年から出たその言葉が意外なものだったので、僕は混乱して彼の言っていることが理解できなかった。

混乱したまま、ソリーに、「体調はどうだい？」と声をかけると、彼は「僕は大丈夫」と言い終わる前に、説明するより見せた方がいいと思ったのか、僕をフォダイとギブリラのところに案内した。

二人のところに着くと、ソリーは、「二人とも元気がなくてぐったりしているから、診てほしい」と言った。二人を前にしても、まだ僕の頭は混乱したままだった。

嘘だろう！　弟を亡くしたばかりの一一歳の少年が、血縁でも知人でもない二人の男の子を気にかけて僕を呼びに来たというのか？　僕の常識では考えられないことだったが、ソリーの真剣な表情がそれが偽りのない事実だと語っていた。

僕は驚きを隠すことはできなかったが、それ以上に胸がいっぱいになって目頭が熱くなるのを感じた。

この国では、エボラから快復したばかりで、まだフラフラとしか歩けない女性が他人の赤ちゃんの世話を買って出る。弟を亡くしたばかりの少年が、昨日初めて会った男の子のことでこんなに真剣になっている。

豊かな国に住み、高等教育を受け、毎日何万トンもの食料を廃棄している私たちはいったいどうだろう。

僕は、恥ずかしさと申し訳ない気持ちでいっぱいになった。

立ち尽くす僕に「早く診察して」と促しているこの少年が、眩《まぶ》しくて仕方なかった。

ようやく気持ちを整理して、フォダイとギブリラを診察した。

二人は高熱と荒い呼吸の症状があるものの、意識ははっきりしている。脱水もまだ軽度と考えられた。

僕がソリーに、一時間に一杯ずつＯＲＳを二人に飲ませてほしいと伝えると、彼は笑顔で「ありがとう」と答えた。僕の目は汗と涙が溢れていた。

12　ナイロビ・フライ

活動九日目　一一日一九日

カイラフンに入って初めての休日を迎えた。

毎日繰り広げられるエボラとの格闘に必死で、あっという間の一週間ではあったが、防護服を着ての活動に加えて、勤務時間以外も感染予防に神経をすり減らす毎日に、疲れていないと言えば嘘になる。万全の体調で活動できるよう、しっかり身体を休めることにした。

日記の整理や資料に目を通す以外は、ベッドで横になって本を読んで過ごした。僕にとってフィールドでの気分転換の最高の方法は時代小説を読むことだ。当然のことながら、時代小説の中に国境なき医師団の活動との共通点はほとんどない。つまり、自分が置かれている状況とかけ離れているから、気分転換にもってこいなのだ。

そうはいっても、センターのこどもたちのことが気になって、大好きな山本周五郎の小説にもなかなか集中できなかった。結局はなかなか過ぎない時間にイライラしながら、休日を過ごした。

活動一〇日目　一一日二〇日

朝起きて顔を洗っていて、鏡に映る顔を見て驚いた。左目の上まぶたが赤くただれて、一部が水ぶくれになっている。数日前から左まぶたにピリピリするような違和感はあったのだが、今朝になってその理由が明らかになった。

ナイロビ・フライだった。ナイロビ・フライは、日本名をアオバアリガタハネカクシ、その体液に触れた箇所がやけどの痕《あと》のようになるので通称やけど虫といい、日本全国で見られ被害もあるようだが、僕は日本で被害にあった人を知らない。

しかし、カイラフンのエボラ治療センターは夜になると非常に多くのナイロビ・フライが飛んでくるため、その被害にあっている人は少なくなかった。ジャングルの中にポツンと設営された治療センターは夜になっても煌々《こうこう》と灯りがともっているため、周囲に棲《す》むナイロビ・フライを引きつけているのだろう。

実際には、ナイロビ・フライといっても、フライ（ハエ）というよりは、小さなハチか、大きなアリのような姿で、体長は一センチほど、黒い体の二カ所がオレンジ色をしていて、ひと目見ればすぐわかる。

危険な虫と知っていても、突然虫が目の周りや首筋に飛んできたら、とっさに手が出てしまうのは避けられないだろう。しかし、はずみでナイロビ・フライを潰《つぶ》してしまうと、先述したようにその体液に含まれているペデリンという毒が皮膚に付着し、ひどい皮膚炎を起こしてしまうことになる。もしこの体液が目に入れば強い炎症を起こし、ひどい場合には失明することもあるというからバカにできない。

オランダ人看護師のピアがこのペデリン毒で、首と両腕にたくさんの水ぶくれをつくってしまい、ここ数日、ハイリスク・エリアでの活動ができなくなっていた。皮膚の損傷によりエボラ感染のリスクが高まっているとして活動を制限されているのだ。だとすると、自分もハイリスク・エリアでの活動が制限されてしまうのではないかと心配になった。

すぐにエクスパットの健康管理担当のブルースに相談すると、恐れていた通り、ハイリスク・エリアでの活動を禁止されてしまった。

仕方なくその日はローリスク・エリアでの活動に専念することとなった。コンファームド・エリアのうち、快復期テントにいる患者さんを片っ端から問診して、ハイリスク・エリアに入るスタッフの負担軽減を図った。

快復期テントにいる患者さんたちのほとんどは熱が下がり、少しずつ食事を摂れるようになってきてはいるが、まだ多くの患者さんが関節痛や頭痛をかかえていて、歩き方も頼りなく、まだまだ重病人といった状態だ。

それでも、エボラとの戦いに勝利した喜びからか、表情が明るい患者さんも少なくない。フェンスの前で名前を呼ぶと、笑顔を見せてくれる人もいる。一人ひとりに熱や下痢、嘔吐、関節痛、頭痛、その他の症状の有無について、さらには食事摂取量などを尋ね、カルテに記入していく。

三人目の患者さんから話を聞いていると、一一歳の少年ソリーがフェンスのすぐそばまでやって来て、何かを言っている。両手を広げて「なぜ」という表情を見せた。「どうして中に入ってこないんだ？」という意味だろう。僕は自分の赤く腫れた左まぶたを指さして、中に入れない理由をわかってもらおうとしたが、彼はもう一度両手を広げて「なぜ」といったジェスチャーをして見せた。

確かにそうかもしれない。ハイリスク・エリアの中では、小さいこどもたちが親を亡くしながらも必死に戦っているというのに、僕はまぶたに水ぶくれができたくらいで、のんきに安全な側から聞き取りなんかしている。感染予防、活動の安全、活動の継続、結果としてエボラの封じ込めという理屈は嫌というほど聞かされてきて、十分に理解しているが、ナイロビ・フライごときでハイリスク・エリアでの活動を回避している自分が情けないと同時に、必死に戦っているこどもたちに会わせる顔がないと感じた。
それでも、ソリーは思い直したように、僕の方に向き直って、ギブリラとフォダイの症状について説明し、彼らに解熱剤と吐き気止めを飲ませてほしいと言った。僕はすぐに薬を準備して、ハイリスク・エリアに入っているスタッフに声をかけ、二人に飲ませてくれるように頼んだ。
フェンスを離れていくソリーの背中は、少し寂しそうに見えた。

一八時過ぎに二台の救急車が一一人の患者さんを連れて到着した。そのうち五人がこどもだった。うち二人は全く症状がないため、治療センターでシャワーを浴びてもらい、全身を消毒してからホテルに送り届けることになった。
またしても症状のないこどもたちが、感染対策の遅れから、有症状の患者と一緒に搬送されている。救急車での搬送中に感染していないことを願うしかない。残りの九人が、トリアージの結果に応じてそれぞれのエリアに入院となった。

僕がカイラフンに入った一〇日ほど前は、治療センターのベッドはほぼ満床で一二〇人近い患者が入院していた。しかし、カイラフンから車で四時間ほどのボーの治療センターが活動を再開し、カイラフン地域の患者数が激減したため、入院患者数は、今日の九人を入れても九〇人を切っていた。

活動一一日目　一一月二一日

目を覚まし祈る思いで鏡の前に立ったが、ナイロビ・フライの皮膚炎は思ったほど快復しておらず、ブルースに今日もローリスク・エリアでの活動を言い渡された。

治療センターに入ると見慣れない顔のエクスパットが僕のところにやって来た。オーストラリア・アクセントの英語で聞き取りにくかったが、聞き直して彼女が僕のまぶたについてジョークを飛ばしていたことがわかった。キスマークみたいだとか、どうとか……。

彼女の名前はメリー・ジョー。年の頃は五〇歳前後だろうか。目上の人に年齢を聞くわけにもいかないから、あくまでも推測だが。小柄で痩せていたが、ひと目でその身体のつくりがタフであることが見て取れた。金髪で、顔は日に焼けていて、日差しが眩《まぶ》しいのか、眉間にしわを寄せている。

カイラフンのエボラ治療センター開設にも加わったエボラ対策のベテランで、今回は一週間程度の予定で、カイラフン治療センターの管理体制の監督、指導に来たという。

僕は今日もハイリスク・エリアでの活動ができず、不機嫌だったため、彼女のジョークには「そうかなあ」と気のない返事をした。

メリー・ジョーは眉間にしわを寄せ、目を細くしながらセンター中を歩き回っていたので、センターのスタッフたちも近づきにくそうに遠巻きにしていた。朝の面白くないジョークもあって、僕も無意識に避けていたように思う。

その時は、彼女が後に、僕を助けてくれるようになるとは思いもしなかった。

この日、フォダイ、ギブリラの容態に大きな変化はなかった。

ローリスク・エリアからの聞き取りと薬の準備、さらにはスタッフクリニックでスタッフの怪我の手当てをして一日を終えた。

帰り際に、ピアが急遽帰国すると聞かされた。ナイロビ・フライによる首と両腕の皮膚炎でハイリスク・エリアでの活動が制限されて、もう一週間近くになるが、まさかそんなことで帰国になるとは。本人に何か事情があるのかもしれないが、患者数が減り始めていることが影響している可能性もある。今日は五人の患者さんが退院し、二人が亡くなって、入院患者数は八〇人弱。満床だった頃を思えばすでに三分の二近くまで減少している。

早く治さないと自分自身もピアと同じことになるのでは、という考えが頭をかすめた。

13　こども・家族

活動一二日目　一一月二二日

目覚めてすぐに鏡に向かって顔を見ると、水ぶくれはすっかり引いてかさぶたのようになっていた。七時半を過ぎていたため、急いでブルースの部屋のドアをノックした。眠そうな顔で出てきたブルースは、いったい何事だという表情をした。彼はここのところ夜のシフトが続いていたせいで、まだ眠っていたようだ。

まぶたの快復に嬉しくなってしまい、配慮が足りなかったことを申し訳なく思ったが、起こしてしまったのだからと開き直ってまぶたを見てもらった。ブルースは、目を細めて僕のまぶたを注視したあと、無言で右の親指を立てると、すぐにドアを閉めた。

「よしっ」。いざという時には、やはり日本語が出てくる。

午後のシフトに入っていた僕は、申し送りを受けると勢い勇んでハイリスク・エリアに向かった。コンファームド・エリアに入ると、ソリーが近寄ってきた。二日間、ハイリスク・エリアに入れなかったことを詫《わ》びると、彼は白い歯を見せ、すぐに僕をフォダイとギブリラのところに案内した。

フォダイとギブリラはテントの外に出て、ゴザに横たわっていた。発熱と吐き気で二人ともぐったりしている。それでも声をかけると、目を開けて僕をしっかり見た。一人ずつ抱きかかえてＯＲＳを飲ませたが、喉の痛みからかなかなか進まない。それでも頑張って、二人ともなんとか一杯ずつ飲み干した。

その様子を食い入るように見ていたソリーに、今日はできるだけたくさんORSを飲ませてほしいと伝えた。彼は黙って頷いた。


ジャミーは、明らかに異常な精神状態だった母親とともに、すでに帰らぬ人になっていた。前回診察した時はまだしっかりミルクを飲めていたのに、何か見落としていたことはなかったか、あの時点でやっておくべきことはなかったかという思いが頭を駆け巡った。同時に、イライラしながらローリスク・エリアで過ごしたこの二日間がうらめしく思えた。


その日の夕方、二台の救急車が七人の患者さんを連れてきた。こども六人と母親一人で、幸い到着時には全員生きていた。

七歳の女の子ファットマタ、その弟、三歳のアルファ、そして母親ウバルとその四人のこどもたちだった。四人は、五歳の男の子アブバカル、四歳の男の子ハッサン、二歳の男の子イブラヒムと二カ月の女の子ファットマタだ。七人の中で症状が重いのは、母親のウバルと二カ月のファットマタだけだった。

他のこどもたちの症状はごく軽いどころか、何も症状がないこどもさえいた。またしても、無症状のこどもが、感染封じ込めという大義名分だかなんだかわからない理由で、有症状の患者たちと一緒に救急車に押し込まれ連れてこられたのだ。

毎回考えるが、いったいいつになったら、こどもたちにエボラ感染のリスクを不必要に背負わせなくて済むようになるのだろうか。

公衆衛生の観点からすれば、より多くの人を救うために、ある程度の犠牲は致し方ないという考え方があることは理解できないわけではない。

しかし今、裕福とはいえないシエラレオネの人たちは、持てる力の全てを注いで、エボラと戦っている。豊かな国の人たちがもう少し本気になって支援してくれれば、治療施設や観察するための施設を増やしたり、人手を増やしたりできる。そうすれば、状況は大きく改善するはずなのにという思いをどうしても拭うことはできなかった。


ウバルと二カ月のファットマタをプロバブル・エリア、他の五人はサスペクト・エリアに収容し、宿舎に戻った。

活動一三日目　一一月二三日

午後シフトに入った僕の最初のハイリスク・エリアでのタスクは、検査結果を受けての患者さんの移動だった。昨夜サスペクト・エリアに入院した五人のこどもたちは幸い全員、陰性だった。

プロバブル・エリアでは、二カ月のファットマタは陰性で、母親のウバルは陽性だった。二カ月のファットマタをプロバブル・エリアに残すかたちでウバルをコンファームド・エリアに移動させなければならない。

ウバルはファットマタを残して移動することに抵抗したが、それがファットマタのためだということを何度も説明し、ようやく同意を取り付けた。

ファットマタの授乳やオムツの交換、全てのケアをスタッフで手分けしてやらなければならない。ウバルにはセンターに来た時に母子間の感染を避けるため母乳を与えないよう伝えていたが、母乳を与えていたと複数の報告があった。母子感染を避けるために、二人を引き離さなければならなかった。高熱があり足元が怪しいウバルの手を引いて、コンファームド・エリアのベッドに案内した。

ミルクおばさんのマーガレットとその日の看護リーダーのナンシーと相談し、ファットマタの授乳スケジュールを組んだ。二カ月の乳児がセンターを元気に退院するということは至難の業であると思われた。実際、今までに三カ月未満の赤ちゃんが退院したことはないようだ。だからといって、初めから白旗を掲げることなんてできない。無事に退院させるんだと、自分に言い聞かせる。

ミルクを持ってマーガレットと、二回目の活動に入った。サスペクト・エリアの五人のこどもたちは、見た感じでは皆元気だった。

七歳のファットマタがお姉さんとしてリーダーになり、弟のアルファとウバルの息子であるアブバカル、ハッサン、イブラヒムを従えていた。

ファットマタは笑顔がかわいい女の子でとても人懐こく、僕がサスペクト・エリアに入ると近づいてきてニコニコしている。「どうしたの」と声をかけると、ハッサンが裸足だと言う。入院する時に何かの手違いでサンダルをもらい損ねたのだろう。弟でもない男の子のサンダルを要求するなんて、なんてしっかりしているのだろう。

シエラレオネでは、家族でなくても年上のこどもが年下の子の世話をしたり、助けたりすることはごく当たり前のことなのだろうか。ソリーにしてもファットマタにしても。

シエラレオネのこどもたちを見ていると、自分のこどもたちとの思い出が蘇ってきた。

僕には三人のこどもがいるが、日本を離れて活動している時には極力こどもたちのことは考えないようにしている。考えれば会いたくなり、そして帰りたくなり、結果として活動に集中できなくなりそうだからだ。

僕が初めて国境なき医師団の活動に参加したスーダンで迎えた自分の誕生日のことは、今でも忘れられない。

当時僕は、まだ二歳にもならない長男を日本に残して活動に参加していたが、誕生日に思いがけず日本から電話をもらったのだ。そして、その電話口で息子がハッピー・バースデーの歌を歌ってくれた。

二歳のこどもは、二つの単語を組み合わせる二語文が使えれば、言語発達は正常範囲とされる。二語文とは、「オカシ　チョウダイ」とか「アッチ　イク」のようなものだ。

その程度の言語能力の息子が英語のハッピー・バースデーの歌を歌うなんて、その時は信じられなかった。落ち着いて考えれば、息子は意味を理解しているわけではないのだから日本語も英語も変わりなく、こどもが言葉を覚える過程で行う「おうむ返し」を利用して、母親が繰り返し歌わせて憶えさせたのだろうが、その時は、とにかく、跳び上がるぐらいびっくりした。

そして、どれほど時間をかけて練習をしてきたのかと思うと家族への感謝の気持ちが溢れ、すぐにでも日本に帰り息子を抱きしめたい衝動に駆られ、チームの仲間が近くにいることもはばからずに大泣きした。電話を切ったあとも泣き続けている僕を見て、チームリーダーが「そんなに会いたいなら帰ってもいいんだよ」と言ったほどだった。

そんなことがあってから、僕は活動中にはなるべくこどもたちのことを考えないようにした。それを理解してくれた家族も、その後は極力、電話をかけないようにしてくれた。六カ月の任期を終えてスーダンから帰国した時、息子はすでに二歳半になっていた。空港まで迎えに来てくれた息子は、まるで父親を忘れてしまったかのように、僕に近づこうとはせず、空港の床に座り込んでじっとこちらを見ていた。あの時の表情を忘れることはできない。

そんな息子も中学生になり、今回の出発前に少しだけ二人きりで話す機会があった。僕がエボラの活動に行くことが決まって以降、そのことに一切触れなかった彼がぽつりと言った。「友達にお父さんがエボラの活動に行くことを話したら、みんなに、なんで止めないんだと言われた」と。

バカな僕は息子の意図を十分に理解してやれず、「友達に何て言い返したんだ」と聞いた。彼は友達に「そんなこと言えないよ」と答えたそうだ。そこで会話は終わってしまった。

あの時、息子は本当は僕に「行かないでほしい」と言いたかったのだと気づいたのは、シエラレオネに向かう飛行機の中だった。僕は至らない父親であることを恥じると同時に、大きく成長した息子への感謝の気持ちでいっぱいになった。

また、海外での活動に向かう際に、こどもたち全員が駅のホームまで見送りに来てくれたこともあった。ホームまで見送りに来たりしたら、離れづらくなって大変だからと、駅まで送ってくれた車を降りる時にすでに別れを告げていたが、妻が僕に黙ってこどもたちを連れてホームまで上がってきたのだ。

新幹線を待つホームで、キャーキャーふざけあう三人のこどもたちを見て、父親が遠くの国での活動に出発するということの意味、活動には常に危険が伴うということがわかっていないのかなあとぼんやり考えていた。

ところが、僕が新幹線に乗り込み乗降口に立って手を振ると、それまで一番キャーキャー言っていた小学生の娘の表情が、急に緊張したような神妙な表情に変わった。それでも周りをきょろきょろ見回したりしていたが、発車のベルが鳴るとそれは一気に険しい表情に変わり、ドアが閉まると同時に堰《せき》を切ったように激しく泣き出したのだ。

早く活動に集中したいと、駅のロータリーに停めた車で別れを済ませようとしたダメな父親を思いやってか、困らせまいとしていたのか、彼女は必死に泣かないようにこらえていたのだった。

あとで聞いた話では、泣きじゃくる娘を見た、幼稚園に通う息子はその時、初めて僕が遠くに行ったことを悟り、娘と二人でホームで大泣きしたのだという。その二人を、妻と一緒に中学生の息子がなだめてくれていたと。

自分のことばかり考えて、さっさと出発しようと考えていたダメな父親を、こどもたちは必死に支えようとしてくれていたことに改めて気づかされた。

＊

七歳のファットマタの要求に応じて、僕はすぐにローリスク・エリアに声をかけ、サンダルを投げ入れてもらった。サンダルをファットマタに手渡すと、ファットマタはごく自然にハッサンにサンダルを履かせてあげた。

僕はその様子を見ながら、日本にいる自分のこどもたちのことを思って、目頭が熱くなった。そんな僕を見て、マーガレットは僕の肩を叩いて、笑いながら声をかけた。「先に進むよ」と。僕はファットマタやハッサンたちに声をかけて、サスペクト・エリアをあとにした。

プロバブル・エリアには、二カ月のファットマタの泣き声が響いていた。そしてフェンス越しのコンファームド・エリアには母親のウバルが立っていた。お腹をすかせて泣いているであろう娘のことが気になって、自分のことどころではないらしい。

これからミルクをあげるからと伝えると、ウバルは少し安心したのか、フラフラしながらテントに戻っていった。本当は立っているのがやっとなのだろう。ウバルの後ろ姿は、とても頼りないものだった。

マーガレットは、ファットマタを抱き上げるとすぐに授乳を始めた。前に説明した手のひらをお皿にして飲ませるあのやり方で、ファットマタにどんどんミルクを飲ませていた。お腹をすかせていたであろうファットマタはすごい勢いでミルクを飲んでいる。なんとかこのまま快方に向かってくれればいいのだが。

14 サオ・ムサ

この日の夕方、一台の救急車が母親と一歳の男の子を連れてやって来た。トリアージに当たった僕は、その男の子が母親に抱かれながらも棒のように身体を突っ張らせていることに気づいた。母親に尋ねると、難産の影響ではないかという。

彼の名前はサオ・ムサ。間もなく二歳になるサオ・ムサは、歩くどころか、未だ一人で座ることさえできないという。出生時の低酸素の影響ではないかと推測された。

＊

日本で小児科医として働く中で、脳に障害のあるこどもたちを診察する機会は少なくない。こどもたちが脳に障害を負った理由は、難産からの低酸素性脳症、髄膜脳炎によるもの、交通事故などの外傷からくる脳障害、溺水、窒息などさまざまだが、症状には共通する部分が多い。筋緊張が強く身体を反り返らせる、発達の遅れにより一人で座位を維持できない、もしくは寝たきりである、痙攣《けいれん》を繰り返す、自分で食事ができない、言葉による意思の疎通をはかれないなどだ。

そんな障害を持つこどもを育てることは、小児科医の僕でさえ想像できないほど、過酷であることを疑う余地はない。健康なこどもを育てることすら決して容易ではないが、障害を持つこどもの場合は、その一〇倍、いや一〇〇倍も難しいかもしれない。経験した人たちだけが知るところだろう。

唾液の嚥下《えんげ》や咳払いができなければ、昼夜なく頻回《ひんかい》の吸引が必要である。自分で飲んだり食べたりできない子には、鼻から胃に通した管により長い時間をかけて経管栄養を行う。寝返りが打てないこどもの場合、床ずれができないよう夜中に体位交換も必要だ。人工呼吸器を必要とするようなこどもたちのケアは、さらに大変なものだ。

正直言えば、そんなこどもたちの世話を二四時間三六五日行うことは、僕なんかには到底務まらないだろう。だから、障害を持つこどもたちの家族と話すたびに、いったいいつ休んでいるのだろう、いつ眠っているのだろうと心配になる。そして、そんな家族と接する中でいつも驚かされるのは、父親や母親の人柄だ。

障害を持つこどもの父親や母親の優しさと強さに、そばで見ている僕はいつも圧倒される。子育ての厳しさが彼らを強く優しくしてもいるのだろうが、その強さや優しさに触れていると、訓練で獲得されるようなものではないとも思えてくるのだ。神様は、本当に強く優しい家族だけを選んで、こどもたちを託しているのではないかと思えて仕方がない。

＊

日本でのそんな経験を踏まえて、五歳未満児死亡率一〇九（日本は二。40ページ参照）のこのシエラレオネで、障害のあるこどもを育てることの厳しさ、難しさは容易に想像できた。

この日、一歳のサオ・ムサを抱きかかえてセンターに搬送された母親は、高熱があるにもかかわらず、まるでうっすらと笑みを浮かべているようでさえあった。そして、その受け答えは、ここが生死の現場、エボラ治療センターであることを忘れさせられるほど穏やかなものだった。

サオ・ムサの症状は下痢と微熱だった。母親は高熱と激しい嘔吐、下痢が続いていた。症状の重い母親と軽いサオ・ムサを離して入院させるべきか悩んだが、サオ・ムサのケアの難しさも考慮して、二人をプロバブル・エリアにトリアージした。そんな僕に対して母親は微笑みとともに、「ありがとう」という言葉を残してトリアージ・エリアをあとにした。

もしサオ・ムサが、エボラに罹患しているとしたら、彼がエボラを克服できる可能性は非常に低いだろうというのが、センターのスタッフの大方の見立てだった。

治療を開始する前からそんな話をするのはどうかしていると思われるかもしれないが、多くの現地スタッフはこのセンターで半年以上も働いてきて、日々、厳しい現実にさらされてきた。快復に大きな望みを託すことはできない。大きな期待をかければ、多くの場合、それは大きな失望に結びつく。ましてや、障害を持つ一歳のこどもである。多くの人たちを看取る中で、悲観的なものの見方を習得してきたスタッフにとって、サオ・ムサの快復は奇跡に近いものに思われたとしてもなんら不思議ではなかった。

センターでの活動期間の短い僕は、まだ悲観的なものの見方を習得していなかったこともあり、サオ・ムサを見た時に、日本で診ていた障害を持つ多くのこどもたちとその家族のことが思い起こされた。なんとかサオ・ムサを元気に退院させたいと強く願った。

第4章

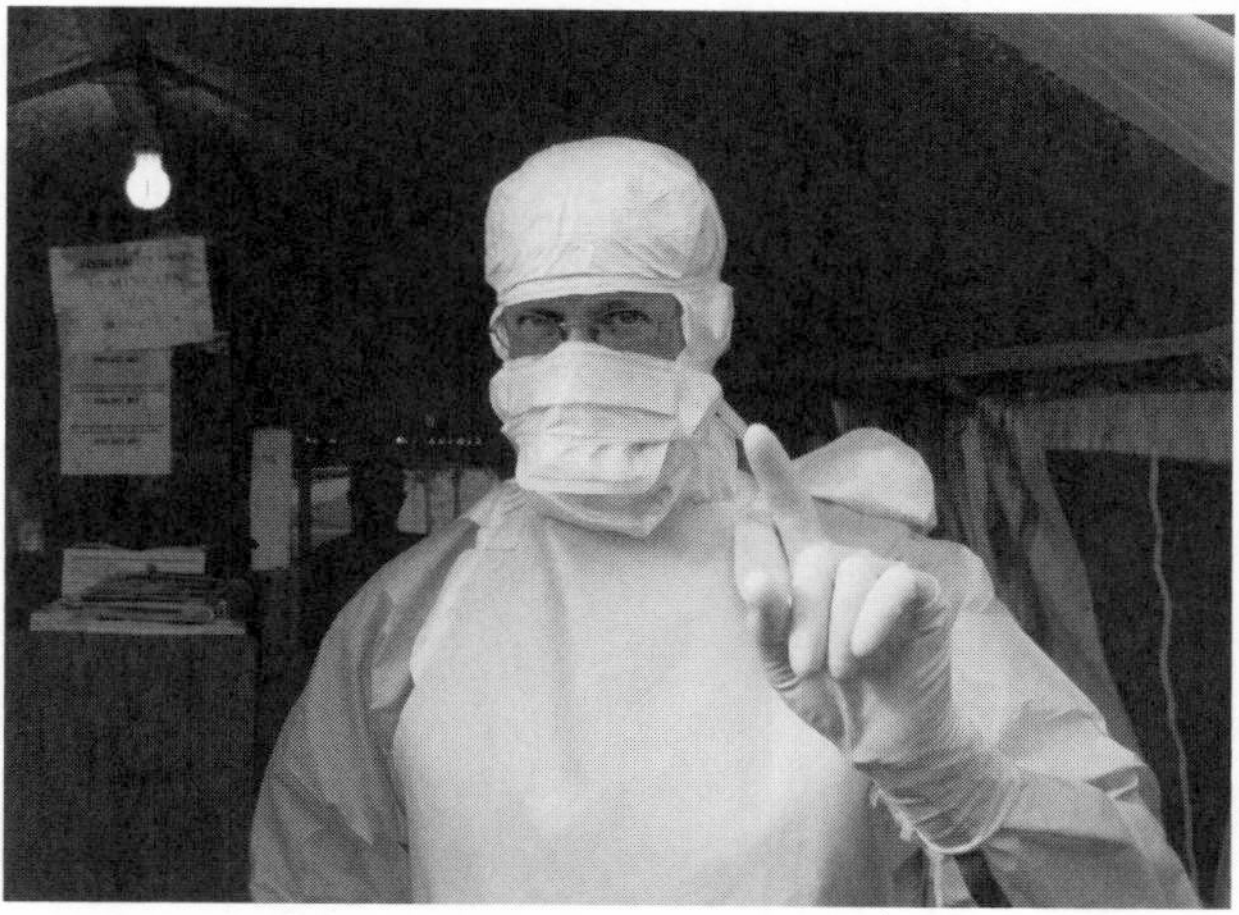

よき理解者、ブルース。

1　こどもたち 2

活動一四日目　一一月二四日

この日は久しぶりに朝シフトに入り、八時に出勤した。朝の引き継ぎを終えてハイリスク・エリアに入る。申し送りによれば、昨夜は入院した人もなく、患者さんたちの容態も落ち着いていたという。僕がサスペクト・エリアに入ると、こどもたちが寄ってきた。ハッサンは鼻水を垂らしているが笑顔が見られる。その他の四人も皆元気そうだった。「みんな、ちゃんとごはんを食べた?」と聞くと、七歳のファットマタが「大丈夫、みんなちゃんと食べたよ」と笑顔で答えてくれた。

赤ちゃんのファットマタの泣き声が聞こえていたため、すぐにプロバブル・エリアに向かった。ファットマタは大きな泣き声で空腹を訴えていた。オムツにはしっかりおしっこが出ている。便が下痢でないことを確認して、オムツを交換した。

泣き続けるファットマタの口に手袋をした小指を含ませると、力強く吸いつき一旦泣きやんだ。その隙に体温を測り診察する。体温は三八・二℃あったが呼吸は落ち着いていた。

ミルクが出てこないことを悟り、また激しく泣き出すファットマタを抱きかかえて手のひらで授乳すると、ゴクゴクとすごい勢いで飲んでいる。亡くなったジャミーのことが思い出され、慎重な観察を続けなければと自分に言い聞かせた。

コンファームド・エリアに入ると、今日もソリーがやって来て僕をフォダイとギブリラのところに案内してくれた。ソリー自身は、三七℃台の発熱と関節痛があり、足取りが昨日よりも重いように見えたが、本人は気にもしていない様子だった。今朝もフォダイとギブリラはテントの外でゴザに横たわっていた。ソリーによれば、二人はORSを少しずつ飲んでいるが、食事は全然食べられないという。二人ともまだ高熱が続いており、予断を許さない状態だ。二人に解熱剤を飲ませ、ソリーには感謝を伝えた。

診察している間、ジャネット、マリアマ、クリスティアマ、イサトゥの四人は僕を取り囲み、神妙な表情で様子を見ていたが、診察が終わったと見ると、「ヒロ、ヒロ」といっせいに話しかけてきた。ジャネットは身振り手振りで着替えが欲しいと訴えている。そう言われれば、確かに四人はずっと同じ服を着ているように思えた。

あとで必ず持ってくるよと伝えながら、こどもたちの笑顔をとても嬉しく感じた。まだ少し下痢が続いているイサトゥを除けば、皆元気な様子であることに安心した。この調子なら近々の退院もあるかもしれない。

ハイリスク・エリアを出た僕は、すぐにストック・ルームに四人分の女の子の服をもらいにいった。ストック・ルームはローリスク・エリアの薬局の隣にある。昔ながらのタバコ屋さんのような小さな窓口に係のおじさんがいて、必要なものを伝えると、奥から持ってきて手渡してくれるというシステムだ。

服は古着のようなもので、ロジスティックス・チームがあちこちから苦心して掻き集めてきていた。下着やサンダルは新品を揃えている。

おじさんに四人の年齢と性別を伝えるが、小さいサイズの服は数が少ないようで、イサトゥに用意できたのは彼女には少し大きいであろうワンピースだった。他の三人ぶんはまずまずサイズが合いそうだ。

四人ぶんの服と下着を受け取りハイリスク・エリアのフェンス近くまで行き、名前を呼ぶとジャネットを先頭に四人が駆け寄って来た。ひとりずつ名前を呼んで服を投げ入れる。

イサトゥのぶんはジャネットに渡して、着せてもらうことにした。本当なら膝丈程度のワンピースはイサトゥが着ると足首まできてしまい、まるでネグリジェ？　を着たおばさんのような感じで、あまりに滑稽でつい笑ってしまった。そんな僕の反応から察したのか、イサトゥはあまり気に入らない様子だったが、三人のお姉さんたちが「似合うよ、かわいいよ」となだめてくれたおかげでなんとか納得してくれたようだ。そんな仕草もとてもかわいいイサトゥだった。


朝の血液検査の結果が出て、サオ・ムサは陰性、母親は陽性だった。

僕は、その結果を母親に伝えたうえで、母親だけをコンファームド・エリアに移動させる役割を任された。

検査結果を伝えると、いつも笑みを浮かべていた母親の表情が一瞬曇った。それに気づいた僕は、思わずこんなことを言ってしまった。

「サオのことは僕たちに任せて、まずはお母さんがしっかり元気になってください」と。

そんな僕の言葉を聞いたからではなく、持ち前の強さからだろう。彼女はすぐに、いつもの穏やかな表情に戻っていた。

母親は、サオを優しく抱き上げ、何か耳元でささやいた。目を閉じてサオを抱きしめる母親の姿には、神々《こうごう》しささえ感じられた。そっとサオをベッドに戻すと、ゆっくり立ち上がり、彼女は静かにコンファームド・エリアに移った。その足取りはとても弱々しく、彼女の状態が良くないことをうかがわせた。彼女をベッドに寝かせ、僕はハイリスク・エリアを出た。

ハイリスク・エリアを出るとすぐにマッシモの許可を得て、マーガレットと二人でサオの授乳計画を立てた。二歳になろうとしているサオには、プランピー・ナッツを溶かしたミルク一五〇ミリリットルを、朝七時から夜一〇時まで三時間ごとに与えることにした。

特製ミルクを用意すると、マーガレットと二人でサオのところに向かった。サオはゴザの上に手足を突っ張らせ、泣きながら横たわっていた。母親がそばにいない生活はサオにとって厳しいものであることは、容易に想像できた。

筋緊張の強いこどもは、本人にとって快適な姿勢を維持してあげないと緊張が持続し、それは次第に増強され、結果として熱を出したり、唾液を誤嚥《ごえん》したりして、肺炎を起こしかねない。

マーガレットは、サオを抱き上げて彼女のお得意の手のひらによる授乳を始めようとしたが、サオはさらに泣いて緊張を強め反り返ってしまい、全くミルクが飲めるような状況ではなかった。

悪戦苦闘しているマーガレットに交代しようと声をかけ、僕はサオを抱き上げて膝の上に寝かせた。まずは彼の緊張をやわらげることが先決だと考え、彼を膝の上でゆらゆらと揺らした。

マーガレットはじれったそうに見ていたが、僕はゆらゆらしながら、彼の顔を見つめた。母親との約束が僕の頭に浮かんだ。ゴーグルの内側に滴る汗を、頭を振って振り払いながら、サオを揺らし続けた。それでも、なかなかサオの緊張はやわらがなかった。僕は、母親がサオをどんなふうに抱っこしていたのか、どんなふうに食事を与えていたのかを想像しながら、上半身を起こし気味にしたり、寝かし気味にしたり、しっかり抱きかかえてみたり、少し離してみたりといろいろな方法でサオを揺らしてみた。

僕の様子を見ていて呆《あき》れてしまったのか、マーガレットは、他のこどもたちにORSを配り始めていた。とても長い時間のように感じたが、おそらく一五分ぐらいだったのではないだろうか。ようやくサオの緊張が徐々にやわらぎ、穏やかな表情に変わっていった。これならミルクを飲めるかもしれないと思い、僕はスプーンをサオの口元に持っていったがなかなか口を開こうとしない。

無理矢理スプーンを口に入れようとすれば、また緊張が強くなってしまうに違いない。僕はスプーンでやさしくサオの唇を刺激した。唇を刺激する加減が強すぎるのか、緊張が強まってしまうと再び膝の上でゆらゆらと揺らし、緊張をやわらげてから、スプーンの向きを縦にしたり横にしたり、刺激する唇の場所を変えたりしながら、繰り返し試みた。

いろいろなことを繰り返すうちに、スプーンを横向きにして根元の方をサオの口角の部分に当ててやると、サオはようやく自分で口を開きスプーンを口の中に呼び込むような口の動きを見せた。そして口の中に入ったミルクを飲み込む喉の動きを確認することができた。「これだ」。僕はその手順を繰り返し、必死にミルクを口に運んだ。サオの口渇《こうかつ》や空腹が強かったことが助けになったのか、そのあとは順調にミルクを飲んでくれた。

マーガレットを呼んで、ミルクを飲ませている様子を見てもらった。初めは、へーッという顔で僕とサオの様子を見ていたが、サオが頑張ってミルクを飲んでいる様子に彼女の表情はすぐに笑顔に変わった。「夜のスタッフにも、コツをしっかり伝えなきゃね」と言うマーガレットの言葉に僕は胸をなでおろした。

活動一五日目　一一月二五日

この日は、大勢のこどもたちの採血が予定されていたため、宿舎を出る前から気合を入れていた。

そこで僕を待っていたのは、二つの悲しいニュースだった。サオの母親が亡くなった。サオを残して去ることは彼女にとってどれほど心残りだったかと思うと、胸が締め付けられるようで、言葉が出なかった。

もう一つの悲しいニュースは、サオが高熱を出したために行われた二回目のエボラ検査の結果が陽性だったことである。そうであれば、最後の時間を母親と過ごせたのに。イサトゥの時と同じ気持ちがこみ上げてきた。サオの病気がエボラだろうがなんだろうが、僕がすべきは、母親との約束を果たすことだけだった。

気持ちを取り直して採血を始めることにした。サスペクト・エリアの五人のこどもたちとプロバブル・エリアの赤ちゃんのファットマタ、コンファームド・エリアの女の子四人の計一〇人。

六〇分で、二カ月の赤ちゃんを含めてこども一〇人の採血をするのはなかなか骨が折れそうだったが、それよりも、せっかく仲良くなりかけているこどもたち、中でもイサトゥの採血は気が重かった。採血を好きなこどもはいない。

イサトゥは、ジャネットたちに付いて回って、僕の名前を呼んだりしているが、一対一になると、まだうつむいたり、モジモジしてしまう。彼女と僕の間にある最後の壁を乗り越えられていないように感じていた。そして、そんなはにかみ屋の様子がどこか日本に残してきた娘に似ていたからかもしれない。

だが感情移入してしまうと、普段なら何でもないような処置がかえってうまくいかないことがある。検査結果によっては退院も見えてくるのだから、頑張ってやらなければならない。

看護リーダーのナンシーに頼んで、シェキールとバディを組ませてもらった。彼はこのセンター開設時からの生え抜きの男性看護師で、カイラフンの出身だ。大きなイカツい身体に似合わぬ人懐こい笑顔で人気があるが、仕事も丁寧で手際が良いため、現地スタッフやエクスパットからの信頼も厚い。今日の採血のミッションを円滑、無事に終えるためには彼が必要だった。

シェキールは、ご指名なら仕方ありませんと茶化しながらも、テキパキと防護服に着替えている。

国境なき医師団の一回の任期は、基本的には任務の過酷さや出発までの準備期間の長短、職務内容によって決められる。

例えば、災害直後の活動は、ほとんど準備期間もないまま出発し、昼夜なく診察を行うことも珍しくなく、生活環境も整備されていないため、数週間の任期が設定されることが多い。

また治安の悪い紛争地域で負傷者の治療に当たる外科医や麻酔科医なども、その業務の過酷さや精神的ストレスの大きさから、数週間から一カ月程度の任期が多いように思う。

一方で、長期間継続されているプログラムで、比較的政情が安定している地域への派遣は、半年から一年程度が多い。

僕のシエラレオネでの任期は五週間だ。エボラの活動が肉体的精神的に過酷であることを考慮して決められているわけだが、これはエクスパットにのみ適用され、現地スタッフの勤務期間はこれに当たらない。

もちろん辞めることはできるが、彼らのほとんどは強い決意と信念を持ち、ここでの仕事に従事している。エボラの患者と関わる仕事をすることが恐怖であることは、私たちの場合と何ら変わりはない。また、家族が感染の大きなリスクを抱えることになるため、家から追い出されているスタッフさえいる。それでも、同胞を救うため、自分の国を救うために、彼らはここで働くことを選んだ。

シェキールのようにカイラフンのエボラ治療センター開設当初から勤務しているスタッフは、すでに半年以上勤務していることになる。もちろん、短期間勤務するエクスパットよりも多めに休日を取れるような配慮はされており、決して現地スタッフを軽んじ酷使しているわけではない。

それでも、六カ月の間には、同僚をエボラで亡くすようなつらい経験もあり、ストレスや疲労が蓄積しているであろうことは容易に想像された。にもかかわらず明るさと優しさを失わずに患者さんに向き合っている姿を見ると、本当に頭が下がる思いだ。

だから、わずか五週間でエボラの恐怖から解放されることを保証されている私たちエクスパットは、患者さんたちだけでなく、ともに働く現地スタッフに対する思いやりを忘れてはならないのだ。僕は防護服に着替え終わると、シェキールについてハイリスク・エリアに入った。彼の大きな背中はとても頼りがいがあり、同時に愛嬌《あいきょう》のあるものだった。

いつもなら、宇宙服のような防護服がこどもたちに与える恐怖心を少しでも軽減するべく、防護服のフードの額の部分に、名前（HIRO）とスマイルマークを描くようにしているが、採血の時ばかりは、防護服のフードに名前やスマイルマークを描かないようにしていた。

同時に、表情や身振りも僕なりに普段とは使い分けるように心がけていた。フードとゴーグル越しなので、どの程度、こどもたちから見えているかはわからないが、基本、笑わないよう心がけている。身のこなしもロボット風に重々しくすることで、採血をする時とそうでない時をしっかり区別しようと考えていた。

その効果かどうかはわからないが、僕がサスペクト・エリアに入っても、こどもたちは昨日のようには集まってこなかった。

遠巻きにこちらを見ている七歳のファットマタに近づいて、注射をすることを伝えると、彼女は表情をこわばらせたものの、逃げだすようなことはなく、言われるままにシェキールが用意した簡易ベッドに横になってくれた。

敢《あ》えて厳しい表情をつくって採血を行う。その様子をファットマタの子分たち四人が見守っている。ファットマタの採血がスムーズに進めば、子分たちも過度の恐怖心を持たないから、最初の採血はとても重要だった。

シェキールは期待以上に手際よくファットマタの腕を抑制し、かつ優しい言葉をかけてくれていたため、とてもスムーズに採血ができ、ファットマタは泣くこともなかった。

採血が終わるとファットマタはベッドから起き上がり、緊張から一気に解放され、飛び跳ねて笑顔を見せている。「泣かないでできたでしょ、すごいでしょ」と言わんばかりに。そして次にベッドに寝かされようとしている二番手のアブバカルに「大丈夫、大丈夫」と声をかけてくれた。

採血は思った以上に順調に進み、五人の採血を二〇分弱で終えることができた。シェキールがバディだという安心感が、僕の採血手技にも好影響を与えたように思う。ありがたい。

最難関と思われたプロバブル・エリアの赤ちゃんのファットマタの採血は、注射器を使わずに注射針のみで採血する方法を選択したが、これが功を奏し、順調にコンファームド・エリアに進むことができた。

ここでも、いつもなら向こうからまとわりついてくるこどもたちが遠巻きに僕を見ていた。ジャネットを呼んで採血することを伝えた。いつも笑顔のジャネットも表情をこわばらせながら近づいて来たが、さすがに長女らしく、泣いたり動いたりすることなく採血させてくれた。二人の妹は姉を真似るように、大人びた態度で頑張ってくれた。

そして、いよいよイサトゥの番だった。ジャネットに連れられてやって来た彼女はベッドに寝かされるまではおとなしくしていたが、腕を抑えられると急に動き出してしまい、とても採血できそうにない。そのため、用意していた大きな布で片腕だけ出した状態で全身を包んで採血することにした。イサトゥの目には涙が溢れていたが、声を上げることはなかった。「すぐ終わるからね」と話しかけながら採血をした。

無事に終えてくるんでいた布をはがすと、イサトゥは飛び出した。きっとどこかへ逃げていってしまうのだろうと予想していた僕は、ここでまた驚かされることになった。

イサトゥは、今まで痛い思いをさせていた僕に抱きついてきたのだ。僕は言葉を失った。普通なら、痛い思いをさせた僕から逃げ出して、母親や父親のところに行ってしまうはずだが、彼女が甘えられる大人はここにはいない。痛い思いをさせた僕に飛びついてくるイサトゥを、僕はしっかり抱きしめた。

シェキールが僕の肩を叩き、そろそろ時間だと教えてくれた。イサトゥをもう一度力強く抱きしめたあと、僕はハイリスク・エリアを出た。

二回のハイリスク・エリアでの活動を終え、血液検査の結果が出るのを首を長くして待つ。一四時の申し送りが始まろうとする時、センター内に検査室を設置しているカナダのNGOスタッフがやって来た。僕がドキドキしながら結果を待っていたことを知ってか、彼らはニヤニヤしながらこちらにやって来た。

サスペクト・エリアの五人は全員二回目の陰性を確認することができた。幸運にも五人は長時間狭い救急車に押し込まれていたにもかかわらず、エボラに感染することはなかったのだ。これで晴れて退院できる。

コンファームド・エリアのジャネット三姉妹とイサトゥも、全員が陰性化していた。これで三姉妹とイサトゥも退院が決まった。残念ながら、赤ちゃんのファットマタは陽性の結果が出た。

心理療法士のシンディにイサトゥが退院できるようになったことを伝えると、彼女は嬉しいニュースがあると、笑顔を輝かせた。

イサトゥの叔父にあたる人が、イサトゥを引き取ると言ってくれているとのことだった。近々迎えに来ることになっており、予定を調整していると。

採血した僕にさえ抱きついてしまうような甘えん坊のイサトゥには、いつもそばにいて彼女を守ってくれる人が必要であり、幸い叔父さんに引き取られるというニュースは嬉しいことに他ならないが、予想より早くやって来そうな彼女との別れを思い、少しだけ寂しいと感じてしまった。

サスペクト・エリアの五人は、児童養護施設に送られることになった。そのうち三人は、母親ウバルの快復をそこで待つことになる。ジャネット三姉妹とイサトゥもお迎えが来るまで、施設で待機することになった。

多くのこどもたちが元気に快復して、治療センターをあとにするくらい嬉しいことはない。まして や、今回は一度に九人ものこどもたちが退院する。しかし、親を亡くし、児童養護施設での生活を送ることになるこどもたちのことを思うと、エボラがどれほど彼らの人生に大きな影を落としたかということを、改めて考えさせられた。

2　ソリーッ！

活動一六日目　一一月二六日

センターに届ける薬を車に積み込む作業に追われて、ランドクルーザーがセンターに着いたのは、午後二時を少し過ぎていた。申し送りに遅れると思い慌てていた僕が車を降りると、一人の少年が駆け寄ってきた。

毎日顔を合わせていたはずのその少年が誰なのか、僕には初めわからなかった。

それはあのソリーだった。ハイリスク・エリアにいるソリーしか見たことがない僕にとって、ハイリスク・エリアの外で彼に会うことなんて想像できなかった。

ようやくソリーであることを理解したあとでさえ、不思議な感覚は残っていた。ソリーは血液検査で陰性が確認され退院になったと、嬉しそうに話してくれた。心理療法士のシンディと、これからのことについて相談しているところだとも。

ソリーはセンターに来る前にすでに両親を失い、ここに着いて間もなく弟を亡くした。退院後、彼はどうやって生きていくのだろうか。退院後の生活のために、シンディとヘルス・プロモーターたちが必死に身寄りを当たっていた。

同じ午後シフトに入っていたイギリス人看護師アンディに促されて、僕はしぶしぶセンターに向かったが、振り向くと、そこには笑顔で手を振るソリーの姿があった。彼にとって最善の場所で、信頼できる人たちとともに暮らせるようになってほしいと願いながら、スクラブ（手術着）に着替え、申し送りに向かった。

プロバブル・エリアから患者さんを移動させるタスクを与えられてハイリスク・エリアに入った。昨日、合わせて九人ものこどもたちがこのセンターをあとにした。喜ぶべきことであるとはわかっていても、やはりどこか寂しく感じた。「ヒロ、ヒロ」と僕を呼ぶ声も、足元にまとわりついてくる小さいイサトゥもいない。

そんなことを考えながら、大人の患者さんの手を引いてコンファームド・エリアに入ると、そこで僕は目を疑う光景に遭遇した。さっきセンターの外で顔を合わせたソリーが、コンファームド・エリアでニコニコしながら僕の方を見ていたのだ。

僕の頭の中を、いろいろな考えが駆け巡った。さっき会ったのはソリーじゃなかったのか？　夢でも見ていたのか？

一度退院した患者さんがハイリスク・エリアに戻って来るなんてことは決して考えられないことだった。

僕は、ソリーらしき少年に歩み寄って話しかけた。

「ソリー？」そして、

「どうしたの？」と。

少年の口から出た言葉は、彼がハイリスク・エリアにいること以上に信じられないものだった。

「フォダイとギブリラのそばにいてあげたくて、また来ちゃった」

この時ばかりは、僕の目から涙が噴き出した。

こんなことがあり得るだろうか。まだ一一歳の男の子が、自分の弟を失いながら、大人でさえ一日でも早く出たいと願うエボラ治療センターに留まって、ほんのしばらく前までは見ず知らずであった幼い男の子たちの世話を自ら買って出たのだ。

泣いている僕を見て、ソリーはニコニコしている。僕は笑っている彼を抱きしめた。

ソリーは恥ずかしそうにしながら、「痛い、痛い」と笑っていた。それでもしばらくすると、僕の手を引いて、昨日までと同じように、僕をフォダイとギブリラのところへ案内した。

二人の容態はまだまだ予断を許さない状況で、熱と下痢が続いていた。ORSを取りにいこうと僕が立ち上がると、ソリーが両手にORSの入ったコップを持ってやって来た。彼には、僕の考えていることはお見通しだった。さらに彼は、二人がまだ昼の薬を飲んでいないことを僕に告げた。

快復直後に同じ型のエボラに再度感染することは、まずない。当時はシエラレオネ全土で学校も閉鎖されていた。ソリーが急いで学校に戻る必要はない。ソリーが付いていてくれれば、フォダイとギブリラはエボラを克服してくれるに違いない。


サオ・ムサの容態は悪化していた。高熱があり、呼吸も荒い。身体をこわばらせていることが多く、昨日までなら飲んでくれた方法でも思うようにミルクを飲んでくれない。マーガレットと相談して、一回の授乳量を減らして、授乳回数を増やすことにした。あとは解熱剤を投与しながら経過を見ていくことにした。

しかしながら、センターのスタッフの中には、「そこまでやるべきだろうか？」という疑問を口にするものが少なからずいた。数時間おきに授乳させることがスタッフの負担になっていないといえば嘘になるが、患者数が減り始めていることを考えれば不可能なことではないと思えた。

しかし、彼らの理屈は、少し違っていた。彼らが口にしたのは、「シエラレオネで母親を亡くし、障害を持つ寝たきりの少年を助けることに意味があるのか」、「治ったとして、このあといったい誰が面倒を見るんだ」という疑問だった。

確かに、障害を持つこどもを育てていくことは、シエラレオネのような国では非常に困難なことだろう。母親がいたとしても、母親はその子にかかりきりになるせいで、他の子供の面倒が見られない、仕事に就けない、家事ができないなど、大きな負担を背負うことは間違いないだろう。しかしながら、たとえそうだとしても、医師としてやるべきことは何だろう。家族の負担を考え、治療を手控えて見送ることが医師の役割だろうか。僕は、その疑問に対する答えを見つけられていない。

幸い、まだサオ・ムサは口から少しずつでもミルクやＯＲＳを飲めているが、もしも彼が点滴を必要とした時に、多くのスタッフを説得して点滴することができるのだろうかという不安が脳裏をかすめた。

活動一七日目　一一月二七日

この日だけなぜか日記が抜けているが、今となってはどんな活動をしたか思い出せない。

3　ハナタレハッサン

活動一八日目　一一月二八日

カイラフンに入って二回目の休日を迎えた。ついこの前のことのように思い出される過ぎない時間にイライラしながら過ごした初めての休日の記憶が、つい昨日のことのように思い出された。そしてその間にジャミーを亡くしてしまったという苦い経験が蘇り、居ても立ってもいられず、マッシモに頼んで八時のランドクルーザーでセンターに向かった。

身体の疲れを感じていないわけではなかったが、そうせずにはいられなかった。僕の体調を気遣い、マッシモはできるだけ早く仕事を上がるようにと念を押した。僕はその日の看護リーダーと話して、こどもたちの診察をさせてほしいと願い出た。

赤ちゃんのファットマタは、コンファームド・エリアに移り、母親ウバルがいつもそばにいるとはいえ、容態が気がかりだった。この日も高熱が続き、昨日まではゴクゴク飲んでいたミルクもあまり欲しがらなくなっていた。水のような下痢が始まっていて、脈拍は速く、息遣いも荒い。診察してもわずかに嫌がるような表情を見せるだけで、目を開こうとはしない。昨日と比べて、明らかに状態が悪化していた。

ローリスク・エリアにいるマッシモにフェンス越しに声をかけて、点滴の用意をしてもらうことにした。休日返上の僕を心配して、マッシモは自分がハイリスク・エリアに入り処置をすると言った。

チームを気遣うマッシモの気持ちを無にすることもできず、僕はマッシモに託すことにした。

サオはなんとかミルクを飲めていて、容態は悪いながらも持ちこたえているようだった。一〇時に医師のブルースが到着したため、彼にファットマタやサオの病状を説明して、一一時にはセンターをあとにした。

午後にはカイラフンの児童養護施設に、センターを退院したこどもたちに会いにいった。ちょうど休みだったカナダ人看護師のナンシーと二人で出かけた。

施設は、宿舎から歩いて一五分ほどの小高い丘の上にあった。丘の上に続く道の途中に施設への訪問者をチェックするための小屋が立っていた。

正直言うと、ずいぶんきちんとしていることに驚いたが、入所しているこどもたちの安全のために人の出入りにしっかりと注意が払われていることがとても嬉しかった。

守衛と思われる男性が僕たちに近づいてきて、身分確認を行った。パスポートとMSFのIDを提示すると、「ようこそ」と言われた。MSFがこの施設を支援していることも影響しているのだろうか、見張り小屋からぞろぞろと出てきた女性とこどもたちも笑顔で気持ちよく迎え入れてくれた。

坂道を上がると、二棟の平屋が立っていた。その周りには運動場のような空き地と畑が広がっている。そして建物の後ろには、シエラレオネの広々としたジャングルが見渡せた。建物の前の畑で作業をしていた男性が僕たちに気づいて歩み寄ってきた。わずかながら訝《いぶか》しげな表情が見て取れたが、昨日センターを退院したこどもたちに会いに来たと伝えると、一気に笑顔になり、建物へと案内してくれた。

二つの建物の間では、あのファッタマタやハッサンたちがびっくりした表情で迎えてくれた。一瞬戸惑ったようだが、すぐに崩れて笑顔に変わる。防護服を着ていない状況での接触は固く禁じられていたため、彼らを抱きしめることはできなかったが、こどもたちは僕とナンシーのところに駆け寄ってきた。

退院したばかりとはいえ、みんな元気そうなことを確認してホッとした。ハッサンは相変わらず鼻水を垂らしているが、元気に飛び跳ねていた。

案内してくれた男性は、その施設の責任者だった。〇歳から一五歳までの約三〇人のこどもたちを五人ほどのスタッフで世話しているという。彼以外は皆、女性だった。この施設はカイラフン市が運営しているが、エボラの流行により両親を失ったうえに身寄りのないこどもが増えたため、スタッフの負担が重くなり、運営が難しくなっていると話してくれた。

それでも、スタッフとこどもたちのやりとりを見ていると、スタッフがこどもたちをかわいがっていることが見て取れ、ホッとした。

僕は国境なき医師団での最初の活動だった、一〇年以上前のスーダンの首都ハルツームの孤児院の影を引きずっており、施設に送られたこどもたちが粗末な扱いを受けているのではと心配していた。幸いなことにそれは杞憂だった。

元気なこどもたちの顔を見ていたら、写真に撮りたくなり、責任者の男性に「こどもたちの写真を撮らせてほしい」と言うと、「それはできない」ときっぱり断られた。こどもたちのプライバシーを保護するため、特別な許可をもらわなければ写真は撮れないとのことだった。

彼らの写真を治療センターのスタッフに見せてあげられないことは残念ではあったが、こどもたちが守られていることを再確認し、逆に嬉しかった。ファットマタたちにまた遊びに来るよと告げ、スタッフにはお礼を伝え施設をあとにした。こどもたちの様子を見て、とても明るい気持ちになった。

僕は、上機嫌で日本の歌をナンシーに教えながら宿舎に戻った。

4　痙攣

活動一九日目　一一月二九日

午後シフトの引き継ぎで、赤ちゃんのファットマタの容態がかなり悪いという申し送りがあった。僕は焦る気持ちを抑え防護服を身に着け、ハイリスク・エリアに入った。

コンファームド・エリアに入るとファットマタの母親ウバルが血相を変えてやって来た。早くこっちに来いと僕をファットマタのテントに引っ張っていく。視界に入ってきたファットマタはベッドの上で硬直していた。顔色は悪く、目は上を向き、口は涎《よだれ》で溢れていた。痙攣を起こしていたのだ。

僕はすぐに身体を側臥位《そくがい》（腸腹を下にして横になった状態）にし、気道の確保に努めた。横向きにされたファットマタの口からはたくさんの唾液が流れだし、それとともに大きく息を吸い込む様子が観察された。バディに抗痙攣薬と解熱薬の準備を指示しながら、僕は痙攣が起きていることを母親に説明した。動転して泣き叫ぶ彼女を、隣にいた女性の患者さんが必死になだめていた。

僕は脈を確認し、続いてファットマタの服を脱がせて、胸の動きを観察した。体温計は四〇・一℃を示していた。母親に話を聞くと、この状態が始まっておよそ五分が経過しているとのことだった。

バディが持ってきてくれた抗痙攣薬の座薬を投与した。僕はファットマタの頭側から背中を支えて側臥位を維持しながら痙攣が収まってくれるのを待った。痙攣が続いてしまった時に備えて、点滴の用意、注射用の抗痙攣薬の準備を指示した。

とても長く感じられたが、およそ五分で緊張がやわらぎ始め、不規則ながらも徐々に呼吸を再開し、ファットマタの顔色は少しずつ血の気を取り戻し、見開いていた目を閉じた。正常な呼吸を意味する胸の規則正しい動きが見られ、手足の異常な硬直もなくなっていることを確認した。

生後二カ月の赤ちゃんが発熱に伴って約一〇分間の痙攣を起こしたとなれば、日本なら血液検査、髄液検査（背中に針を刺して髄液を採取して行う検査）、場合によっては頭部CTなどの検査を行い、痙攣の原因の鑑別を行うが、ここではそのどれもできない。できることといえば、点滴の抗生剤を投与することぐらいだった。

母親のウバルに対して、今、ここでできることとして、抗生剤の投与と解熱剤の投与を行うことを説明したあと、万が一、再び痙攣した場合の対処法を伝えた。呆然としているのは母親だけでなく、自分の無力さを思い知らされた僕も同様だったが、気持ちを取り直して、解熱剤を投与し、点滴ルートを確保して抗生剤を投与し、ハイリスク・エリアをあとにした。

医療テントで水分補給をしている僕のところにやって来たマッシモは、僕がファットマタに点滴をしたことについて否定的な考えを口にした。

「彼女はもう助からない。それなのに、どうして痛い思いをさせるんだ」と。

無力感に苛《さいな》まれてハイリスク・エリアから出てきた僕は、もっと何かできることはないだろうかという思いで頭がいっぱいだったため、彼の発言には正直、驚きを隠せなかった。

「彼女がもう助からないと誰が決めたんだ？　何を根拠にそんなことを言っているんだ？」

僕は思うままを言葉にした。黙って聞いているマッシモに、

「僕はここでできることを精いっぱいやるだけだ」と続けた。

彼はそれ以上何も言わずにその場を離れた。

僕はブルースを見つけ、ファットマタにしてやれることは他にないだろうかと尋ねた。彼は、黙って首を横に振った。

活動二〇日目　一一月三〇日

翌朝センターに着くと、ファットマタはすでに帰らぬ人になっていた。やり場のない無力感にとらわれたが、なんとか気持ちを切り替え、採血のノルマを果たすべくハイリスク・エリアに入った。採血する患者さんのリストには、ファットマタの母親ウバルも含まれていた。僕は彼女に「アイム ソーリー」と声をかけてから採血をした。彼女は無気力な表情を見せるだけで、何も答えなかった。

その日の午後、血液検査で陰性が確認されたウバルは退院することになった。だが、公共交通機関がないため、すぐには自宅まで帰ることはできない。トンコリリから患者を搬送してくる救急車がトンコリリに戻る際に便乗して帰るのだが、それまでは、治療センターにある、退院した人のための施設に滞在することになっていた。まずは児童養護施設にいる自分のこどもたちに会いにいこうと車を待つウバルのところに、僕は別れを告げにいった。「アイム ソーリー」を繰り返すことしかできないとわかってはいたが。

彼女はベンチに座り込んで泣いていた。僕は声をかけられずに、少し離れたところに立っていた。何と言えばいいか思案しているうちに、迎えの車が到着した。

僕は、無言で車に向かうウバルに声をかけられないまま突っ立っていたが、乗り込む間際になってウバルが僕の方を振り向いた。泣き腫らした目で、片手を上げて、ほんの少し作り笑いを見せてくれる。無理して作ってくれた笑顔を見た僕の心は、彼女の強さと優しさへの感謝で満たされた。そんな彼女に対して、僕ができたのは、片手を上げて応えることだけだった。

5　一二五〇グラム

シエラレオネのこどもたちの死やその家族の哀しみは、その都度、南スーダンの記憶を呼び起こした。

＊

「なぜ入院させてもらえないんだ、お前は俺の子を見殺しにする気か？」という父親の怒鳴り声が、診察室に響いた。

扇風機など太刀打ちできない熱気と湿度に満ちた南スーダンのアウェイル病院の診察室で、赤ちゃんを抱く母親の横で静かに話を聞いていた父親だったが、僕が入院させることはできないと告げると、顔を真っ赤にして立ち上がり、拳で机を叩き、今にも僕に飛びかかりそうな勢いだった。診察室に同席していた南スーダン人の看護師が、とっさに父親の腕を抱えて制止した。

看護師になだめられて、もう一度座り直した父親に、僕は、必死に平静を装いながら、入院させられない理由を説明した。

赤ちゃんは自宅で生まれ（先述したように南スーダンでは、出産の八〇パーセント以上が、自宅で、それも医療従事者不在のままに行われていた）、明らかに身体が小さかったうえにミルクもしっかり飲めていなかった。そのため、両親はこのアウェイル病院で受診するため、二日がかりでやって来たということだった。受診時の体重は一〇二〇グラムだった。

アウェイル病院は、年間六〇〇〇件以上の分娩を行っていたが、その数は増える一方。分娩数の増加に伴い、新生児の入院件数も増え続けた結果、病室を拡張しても追いつかず、新生児の病棟では、一つのベッドをふた組の母子で使用してもらい、さらに床の上にマットと毛布を敷いて赤ちゃんを診ているような状況だった。

そのような状況で設けられた新生児の入院基準の一つが、体重一二五〇グラム以上だった。

新生児や小児の医療に携わる人なら、一二五〇グラム以上じゃなくて、一二五〇グラム以下の間違いでしょうと思うかもしれないが、間違いではなく、一二五〇グラム以上なのだ。

一二五〇グラム以下の赤ちゃんを、もっと高度な医療施設に紹介するからでもない。アウェイルの近くにアウェイル病院以上の病院などないし、たとえあったとしても、紛争に巻き込まれたり、武装グループに遭遇したりする可能性を覚悟しなければならず、そこまで行くこと自体、命がけと言ってもいい。

アウェイル病院では、一二五〇グラム未満の赤ちゃんが助かったことがないうえに、もし入院すれば、入院期間は長くなり、その間、人手が取られて、生存可能性の高い赤ちゃんのケアに手が回らなくなってしまうという理由から、一二五〇グラム未満の赤ちゃんは入院させないというルールが決められていたのだ。

僕自身も、初めてこの基準について聞かされた時には、少なからず驚いたし、その基準自体に疑問を感じたが、実際にアウェイルの新生児病棟を見て、苦肉の策であるということが理解できた。

しかし、そうはいっても、この父親のように、入院させてもらえないことに納得できず、大声を出したり暴れたりするような家族がいるのも事実だった。

さらに深刻だったのは、スタッフ、特に僕のように海外から来ているスタッフにとって、頭では理解しても心情的にはとても受け入れがたい基準だったため、そのような基準に基づいて活動をすることに疑問を感じ、結果として、活動へのモチベーションが低下するケースが続いていたことだ。

アウェイルでの医療活動全般の責任者だった僕は、自分が診療していない時間でも、休みの日でも、自分の担当患者でなくても、この基準に納得しない家族がいれば、その都度呼び出されて、家族に事情を説明する役割を担わされていた。

冒頭の興奮した父親のようなトラブルもあったが、そんなことより何よりもつらかったのは、南スーダンにこどもの命を救いたくて来ているのに、実際にやっていることは、助からないからと赤ちゃんをうちに連れて帰らせ、見殺しにしているという事実だった。

国境なき医師団の活動に初めて参加したアメリカ人とフランス人の若い小児科医からは、この基準について、おかしい、どうにかすべきだと何度となく突き上げられた。だが首都のＭＳＦ本部のメディカル・コーディネーターに相談しても、これ以上、入院件数を増やせないと、現実を突きつけられるばかりだった。

そんな板挟みの中で、僕が考えた苦肉の策は、入院させないが、毎日外来で診察をすることだった。元々課されている業務自体、圧倒されるほどの仕事量で、常にアップアップしていたが、朝の仕事開始を少し早めることで作り出した時間で、入院させられない小さな赤ちゃんたちの診察を続けた。

毎朝三人の診察をしていたような時期もあったが、それも長く続くことはなく、ある日、突然外来にやって来なくなって初めて、赤ちゃんが亡くなったことを知るのだった。

中には、亡くなった赤ちゃんを連れて挨拶に来てくれる家族もあった。救えなかったにもかかわらず、「ありがとう」と声をかけられると、自分の無力さを思い知らされる。同時に、僕が医療チームの責任者でなかったら、もしかしたらあの子は助かっていたのではないかと罪悪感に苛まれた。

そんなやりきれない思いも、責任者としては、なかなかチームの中でシェアすることができず、南スーダンでの活動が進むにつれて、僕は自分が徐々に追い詰められていくのを感じていた。

6　扇風機

最強で回る扇風機の、うなり声のような風切り音が狭いトゥクルの中に響いていた。

南スーダン、アウェイルの病院から車で五分ほどの距離にある国境なき医師団のコンパウンド（事務所と宿舎が塀で囲まれた敷地の中に点在しているところ）の敷地内に外国人スタッフの宿舎用として、およそ五メートル間隔で立つトゥクルが二〇ほどあり、加えて、日本の昔の長屋のような宿舎が二棟、設置されていた。

トゥクルとは、円形をした土壁の上に干し草を葺《ふ》いた、とんがり屋根の直径四メートル、高さ四メートルぐらいの小屋で、スタッフ一人に一つずつ与えられていた。トゥクルの中に置かれているのは、蚊帳の付いたベッドと、小さなテーブル、扇風機ぐらいのもので、基本、ガランとしていて、昼でも薄暗い。

窓とドアがそれぞれ一つずつ付いているが、木の窓、木のドアで、隙間だらけのため、トゥクルの中には蚊をはじめとするさまざまな虫が自由に出入りしている。夜、ベッドに横になって見上げると、屋根の干し草の隙間からたくさんの星が見えるぐらいの、いたって大雑把な作りの小屋だ。

夜には多少気温が下がるとはいっても、三〇℃を下回ることは珍しく、そのうえ、常にジメジメと湿度が高いため、トゥクルの中はとても快適とはいえず、僕は常に扇風機を最強で回していた。

うだるような暑さと扇風機の轟音に打ち勝ち、やっとのことで眠りについたとしても、枕元に置いたトランシーバーは、僕が南スーダンの過酷な現実から唯一解放される眠りでさえも、ほぼ毎晩のように奪い取っていた。

トランシーバーの相手は、エクスパットのドクターであったり、現地採用の看護師であったり、時には病院の設備担当者であったりした。用件は、入院患者の急変や重症患者の治療の相談が多かったが、入院させるマットがないという話（アウェイルの病院は常に入院率が一五〇〜二〇〇パーセントで、入院用のベッドはいつも足りておらず、床の上に寝かせるためのマットが足りないという話）や、あの薬が見当たらない、なくなったということなど、多岐にわたる。

たいていの場合、僕は病院に戻って話を聞き、指示を出した。解決できない問題も多かったが、そんな時は「アイ アム ソーリー」を繰り返したのち、宿舎に戻る。夜明け前に戻れることもあれば、そのまま日中の仕事が始まってしまうことも珍しくなかった。

その夜は、コレラの疑いがある患者さんの対応に追われ、ヘトヘトでベッドに入り、珍しくすんなりと眠りについたが、二時すぎにトランシーバーに呼び出されて、病院に向かった。

日中、発熱で入院した一歳の男の子が急変したという連絡だった。病院に着いて大急ぎで小児科病棟の処置室（入院患者用のベッドの隣に、粗末なつい立てを立てただけのスペース）に向かうと、そこには小児科医のアンと現地採用看護師のモーゼスがいて、すでに心肺蘇生（心肺停止の患者に対して行う、人工呼吸と胸骨圧迫などの一連の処置）を行っていた。

アンによれば、呼び出されて病室に到着すると、男の子はすでにショック状態で意識がない状況だったという。彼女は点滴ルート確保を試みたが、なかなかうまくいかず、そうこうしているうちに彼の心拍が停止したため、心肺蘇生を始めたということだった。
おそらくは敗血症性のショック（重症感染の結果、末梢血管が著しく拡張して、血管内の容積が著しく増加し、結果として血管内を満たす血液の量が相対的に不足することで極度に血圧が低下してしまった状態）からの心肺停止であろうことは容易に想像できた。今、やるべきことは、人工呼吸と胸骨圧迫を続けながら点滴ルートを確保し、急速輸液と抗生剤投与を行うことだった。そのことは、アンもモーゼスも承知していた。

僕はアンと胸骨圧迫を代わり、アンにできるだけ早く末梢の静脈に点滴ルート確保をと促した。病院内は溢れかえる患者さんの熱気で、じっとしていても汗が噴き出すような状況だった。アンは必死に点滴用の針を男の子の腕や脚に刺すが、なかなかうまくいかない。ショック状態の患者さんの場合、そうでない患者さんと比べて、末梢の静脈に点滴ルートを取ることは至難の業と言っても過言ではない。そのため、骨に突き刺すタイプの特別な針（骨髄針）を使って点滴を行う方法が推奨されているが、アウェイルの病院ではその針を先週すでに使い果たしていた。
首都のMSF本部に調達を催促していたが、天候の悪化により空路での輸送ができず（陸路での移動は危険が大きいためにもとより行っていなかった）、ストックが底をついた状況が続いていた。骨髄針がないことはアンも承知していて、何がなんでも手足の末梢の静脈に点滴ルートを確保しなければならないと必死だった。

五分経過しても点滴ルートの確保ができなかったため、胸骨圧迫をアンに頼み、今度は僕がチャレンジした。トライ・アンド・エラーを五分ぐらい続けた頃からだろうか。神経を集中させ、点滴ルート確保を試みる僕の手の甲に、数多くのハエがとまり始めた。払っても払っても僕の手の甲には一〇匹近いハエがとまってしまう。周りを見渡すと、その何倍もの数のハエが飛び回っていた。

いつか国境なき医師団の同僚医師から聞かされた話を思い出した。

人が死ぬ時、なぜかたくさんのハエが集まってくると。

「ハエなんかに負けてなるものか、こいつらの好きなようにはさせない」

僕は、そばで見ていたもう一人の看護師モハメドに、扇風機を回して、ハエを追い払うように言った。扇風機は唸《うな》りをあげて回転を始めた、ハエは、風を避けるように散らばり、僕の手にとまることはなくなったが、待機しているかのようにすぐそばの壁の上に集まっていた。

心肺停止となり心肺蘇生を始めてから三〇分を過ぎても、末梢の点滴ルートを確保することはできず、彼の心臓が再び動き出すことはなかった。

そして、僕が扇風機を止めると、壁にとまっていた無数のハエたちは患者さんの身体に群がり始めた。僕はハエをはらい、バスタオルをかけた。

アンとともに、亡くなった男の子の家族に説明を済ませると、二人で宿舎に向かった。

骨髄針を調達できていなかったことを、アンに謝った。彼女は何も答えなかった。

宿舎に戻ると、辺りは白み始めていた。

僕は再びベッドに横になったが、扇風機の音が、たった今、わずか一年足らずの人生を終えた男の子のこと、僕の手に群がった無数のハエのことを思い出させ、眠りにつくことはできなかった。

こんな生活が二ヵ月を過ぎた頃から、ヘトヘトに疲れてベッドに入っても、以前のように暑さと扇風機の轟音に打ち勝てなくなり、眠れない日々が始まった。残された一ヵ月の任期を無事に終えることが、とてつもなく難しい苦行であるかのように感じられたのもその頃だった

こどもたち全員を救いたい。使用できる医薬品や診療基準などの問題点を少しずつでも解決したい。国境なき医師団初参加のアメリカ人とフランス人小児科医の盾《たて》となって、彼らを支えたい。どれ一つ目標を達成することはできなかった。ただ単に、自分の力以上のことを望んでしまっていたのかもしれないが。

*

今でも夜、一人で静かな暗い部屋の中で扇風機を回すと、あの晩のことが思い出され、自分の鼓動が速まるのを感じて、慌てて扇風機を止めてしまう。

南スーダンから戻ってもう随分たつが、まだ夜は扇風機を回せないでいる。

7 退院

活動二一日目　一二月一日

午後の勤務の最初の申し送りは、今日の未明四時過ぎにコンファームド・エリアの患者さんの一人がハイリスク・エリアのフェンスを乗り越えようとするアクシデントがあったということだった。

幸いスタッフがすぐに駆けつけ、患者さんはスタッフの説得で落ち着いてフェンスを越えることはなく、その後、鎮静薬を与えられて眠りについたという。

エボラの直接的な影響か、脱水症状や電解質異常によるものか、ストレスや環境からくるものなのか。毎週のようにこのようなトラブルがあり、それはスタッフ全員を恐怖に陥れるとともに、じわじわと気力を削《そ》いでいくように感じられる。

悪いニュースは、一つではなかった。昨夜、点滴していた患者さんの点滴用のスタンドが倒れて点滴のバッグが下に落ちたままになっていたため、点滴バッグの中に血液が逆流していたというのだ。それを受けて、当面、点滴は全面禁止に決まったと。

そんなバカな話があるかと、普段あまり進んで発言しない僕も、この時ばかりは黙っていられなかった。やるべきは、事故の起こった経緯、原因を追究して対処することであり、点滴をやめることではないはずだ。

現状でも、経口摂取が難しい、もしくはできない、または重症の脱水患者にのみ点滴を行っており、それでも点滴のかいなく命を落とす患者さんも多かった。点滴の救命効果を明確に証明することは不可能だが、点滴によって救われている命も少なからずあるはずだ。それなのに、闇雲に点滴を全面的に禁止することは、それらの人たちを見捨てることになる。チームには、その認識が全くないのか。

必死に食い下がったが、結局決定を覆すことはできず、当面の点滴治療禁止が決まった。それと同時に、僕の考え方ややり方が、チームの方針とは食い違っていることを大勢のスタッフに印象付ける格好になってしまった。

幸い、サオ・ムサの容態は低め安定といった感じで、なんとか少しずつならミルクが飲めており、今すぐ点滴を必要とする状況ではなかったが。

活動二二日目　一二月二日

ただでさえできることが限られている中、点滴が許されないとなると、ますますわずかなことしかできない。ミルクとビスケットを混ぜた栄養食、それにプランピー・ナッツを混ぜた強化食と粉ミルク、そしてORSを持ってベッドを回って歩いた。

時間があればこどもたちのオムツを換えたり、身体を拭いたり、ベッドの上を掃除したり。残り時間は許される限りサオを抱っこした。どうかこれ以上容態が悪化せずに快復して、と願いながら。

ソリーが介抱してきたフォダイとギブリラの容態は、明らかに改善に向かっていた。今日は、ソリーのあとを付いて歩きまわっている姿を見ることができた。ソリーの顔が、一段と輝いて見えた。

夕方、久しぶりに救急車が二人の親子を連れてきた。父親はしっかりしていたが、八歳の男の子イッサはかなり参っているように見えた。二人をプロバブル・エリアに収容し、治療センターをあとにした。

活動二三日目　一二月三日

この日のカイラフンの気温は三五℃を超えていた。ジャングルの中を走るギニアへの街道沿いに建てられたカイラフンのエボラ治療センターは、周りに太陽の日差しを遮るものが何もないため、車から降りるといつも逃げ込むようにローリスク・エリアに向かうが、この日は遠くから僕を呼ぶ声がした。

「ヒロ」「ヒロ」「ヒロ」と、何人かのこどもたちが僕の名前を呼んでいる。声のする方を振り向くと、そこには背丈の違う三人の男の子が並んで立っていた。顔には笑みが溢れていた。ソリー、フォダイ、ギブリラだった。

よく見ると、横には心理療法士のシンディが笑顔で立っていた。「さっき退院が決まったのよ」と。夢にまで見たその瞬間が思いがけずに訪れて、僕は暑さを忘れて三人に駆け寄った。シエラレオネに入ってからは、ノー・タッチ・ポリシーを言い渡されてきたため、防護服を着ている時以外は他人との握手やハグはおろか、触れることさえなかったが、シンディが涙でぐちゃぐちゃになった僕の顔を見て、

「全身消毒して退院したばかりだし、たぶん大丈夫」と、ウインクして言った。

聞いたことのない言葉だったが、それ以上深く考えることはせず、僕は彼ら三人を抱きしめた。フォダイとギブリラは、僕にしがみつくように抱きついてきた。

ソリーも僕の背中に両手を回している。弟が死んでも泣かなかったソリーの目が潤んでいた。三人が無事に退院できたことを心から嬉しく思う気持ちと、救えなかったソリーの弟、ムサに対する申し訳なさと、弟を亡くしながら二人の少年を支えたソリーへの感謝と尊敬の思い、そしてこれで三人に

会えなくなってしまうのかもしれないという寂しさなど、いろんな気持ちがこみ上げてきて、涙がとめどなく溢れ出た。

顔をぐしょぐしょにして力いっぱい彼らを抱きしめていると、三人は「離して、苦しい、離して」と笑い出した。それでも、僕はしばらく離すことができなかった。これが最初で最後のハグになることを思うと、手を離すことができなかった。

ようやく僕が落ち着いたと見て、それまでずっと黙って見ていてくれたシンディが、三人とも、親戚の家で面倒を見てくれることになっていると教えてくれた。別れるのはつらいけれど、三人のことを思えば、本当に良かったと思うと、また涙が溢れてきた。

いつかもう一度、彼らに会うことができるだろうか。いつか大きく成長した彼らと再会できるだろうか。家族を亡くしたとしても、彼らには光り輝く前途が待っているはずだ。エボラに勇敢に立ち向かい見事に勝利した三人にとって、これから彼らを待ち受けるどんな困難でも全く恐るるに足りないからだ。

三人をもう一度抱きしめると、僕は気持ちを切り替えてローリスク・エリアに向かった。後ろ髪を引かれる想いだったが、振り返ったらまた泣いてしまいそうだったから、振り返らないように必死に我慢した。

申し送りでは、点滴の再開に関しての説明があった。アムステルダムのMSF本部とも協議した結果、日中のみ点滴を再開し、夜間は引き続き禁止と伝えられた。僕としてはそれでも不満だったが、全然できないよりはマシであり、変に逆らって全面中止になることを恐れ、とりあえず黙って従うこととした。

マーガレットとともにこどもたちのケアを割り当てられ、ハイリスク・エリアに向かった。一番にサオ・ムサのところに行くと、彼は目を開けて周りをキョロキョロ見ている様子だった。身体の緊張もやわらぎ、穏やかな表情から彼の状態が改善に向かっていることが手に取るようにわかった。体温は三七・二℃だった。横で見ていたマーガレットも嬉しそうに歓声を上げた。

僕はサオを抱き上げ、抱きしめた。少し驚いた表情を見せはしたが、昨日までのように身体を突っ張らせることはなく口元には笑みさえ浮かべていた。彼の笑顔はどことなく母親に似てとても愛らしく、皆を笑顔にするチカラを持っていることに今更ながら気づかされた。

スプーンにとったミルクをスムーズに飲む様子から、彼がエボラに打ち勝ったことは明らかだった。マーガレットの歓声を聞いて駆けつけた快復期の患者さんや衛生班のスタッフまでが、歓喜の声を上げている。今日のサオの笑顔は多くの人たちを笑顔にするとともに、勇気を与えていた。


多くの人たちの笑顔に囲まれ、僕の脳裏にはサオの母親の穏やかな笑顔が浮かんでいた。母親を救うことはできなかったが、彼女との約束を守れたことへの安堵感に満たされた。

このまま快復したとしても、彼を待ち受けている困難は想像を絶するものに違いない。たとえそうだとしても、その輝くような笑顔の力で困難を克服してくれるかもしれない。そう思わせてくれる、サオの笑顔だった。

8 摩擦

搬送当時しっかりしているように見えたイッサの父親が昨夜亡くなったことは、八歳のイッサの状態が良くなるまでは伏せておくことになっていた。

この日もイッサの状態はとても深刻なもので、これまで看取ってきた患者同様、高熱が続き、意識が朦朧としていて呼びかけに対してわずかに反応するのみだった。一方で、他の患者さんたちには見られなかった症状が認められていた。全身のむくみだった。

亡くなった多くの患者さんたちが脱水と衰弱でやせ細っていたのとは違い、イッサの手足や顔は明らかに腫れぼったい印象だった。オムツを確認しても、おしっこが出た痕跡はなく、腎臓の機能が著しく低下している可能性が考えられた。

尿は、蓄積されれば身体に有害となる物質を体外に出すという意味で、とても重要な役割を果たしている。尿が出なくなれば、体内に有害な成分が蓄積してしまい、命に関わる。今の彼は、著しい腎臓の機能低下、腎不全だと考えられた。

日本であれば血液や尿の検査、さらには画像検査などを駆使して病態を解明し、結果によっては、体内の不必要な物質を除去するために透析を行うことになるのだが、ここカイラフンでは検査も透析も望めるはずもない。できることといえば、排尿を促す利尿剤を使って腎臓の機能を刺激するぐらいだった。

ハイリスク・エリアを出ると、僕は真っすぐにブルースのところに向かって、少量の利尿剤の使用を進言した。それに対するブルースの姿勢は、予想以上に慎重なものだった。

明らかに瀕死状態のイッサに対して、今できることはそのくらいしかないと考えていた僕は、ブルースに食い下がった。もちろん、利尿剤が確実に有効だとは言い切れなかったが、脈拍などから推察する範囲では悪影響をきたす可能性は低いと考えられた。

ブルースと議論をしていると、ハイリスク・エリアからマッシモが僕たちを呼ぶ声が聞こえた。すぐにブルースと二人でフェンスの手前まで行き、マッシモに声をかける。

マッシモはイッサを診て、瀕死の状態で苦しんでいるから、痛みをやわらげるための塩酸モルヒネを用意してほしいと言った。

僕は、マッシモにイッサのむくみについて伝えたが、彼は、「何を言っているんだ、イッサは今にも死にそうな状況なのに、むくみがどうこう言っているような状況ではない」と怒りさえあらわにして一蹴した。

ブルースは、マッシモのリクエストに応じて塩酸モルヒネを渡した。そのブルースに僕は、少量の利尿剤の使用を再度進言したが、彼の答えは「ノー」だった。痛みをやわらげるような治療を行うことを否定するつもりはなかったが、カイラフンで許される医療行為の範囲で、できる限りの治療をと考えていた僕は落胆した。そして、思わず自分でも思いがけない言葉を発した。

「何もせずにただただ見送るだけなら、僕を日本に送り返してくれ」と。

ブルースは困惑した表情を見せたが、何も言わずにその場を離れた。

自分の口から出た言葉ながら、僕にとっても意外なものだった。MSFのミッションに参加する限りは、最後までしっかり任期を全うすることが、どこか至上命題のようになっていたことは否めない。だから、自分の口から、送り返せというような言葉が出ることは予想だにしていなかった。

僕は自分を落ち着かせるために一旦、ローリスク・エリアを出た。信頼できるブルースだから、僕も本音で話ができたのだろう。そのこと自体はとてもありがたいことだが、やはりあの発言に、衝動的な面があったことは否定しきれない。僕はタバコを吹かしながら、自分が思いがけない言葉を発した理由を考えていた。

南スーダンで、僕は医療チームのリーダーだったため、中間管理職のような立場に立たされていた。日々患者さんに一番近いところで働く若い医師や看護師たちと、南スーダンにおけるMSFプログラムの医療部門の責任者との間に挟まれるような格好になっていた。そのため、ややもすると、患者さんを救うこと以上に、下からの突き上げをかわし、上からの監視の目をかいくぐることに躍起になっていたのではないか。

そんな後悔の念が、南スーダンから帰って以降、ずっと僕の心を占めていた。だからこそ、今回エボラの活動では、上も下も関係なく、患者さんのことだけに集中したいという思いが強かったのだ。そんな思いで参加したカイラフンで、毎日のように耳にした「緩和医療」という言葉は、僕にとっては受け入れがたいものだった。

緩和医療、本来それは病気の初期や末期、治療の初期や後期にかかわらず、病気の肉体的な痛みや精神的苦痛、治療に伴う痛みや苦痛を取り除くために行われる医療行為だ。

しかし、多くの場合には、治療効果が上がらず死に直面している患者さんに対して行われる、痛みや苦痛を軽減するための医療として捉えられているように思う。

いずれにしても、しかるべき治療行為が行われている、もしくは行われたことが緩和医療の前提条件であろう。しかしながら、これといった根本的な治療行為ができないエボラ治療センターでは、痛みや苦痛を軽減する医療行為に、より重きが置かれてきた。結果として、わずかとはいえ、ここでできる治療行為があっても、それが軽視される傾向にあるのではないかと感じていた。

患者数が減ってきた今ならば、スタッフの安全に配慮しながらでも、もう少し踏み込んだ医療を提供すべく努力しなければならないのではないか。そんな想いが僕の中にあった。

そんな想いから発した言葉だったとしても、これまでチームと僕を支えてくれたブルースに対して言うべきではなかったと後悔した。

先に宿舎に戻った僕は、ブルースの帰りを待った。彼が戻るとすぐに部屋のドアをノックして、議論の正誤の前に、不適切な発言だったことを謝罪した。

彼の人柄から、「いいよ、気にするな」という返事をどこかで予想していた僕は、彼の言葉に驚かされた。

ブルースはこう返してきた。

「僕の方こそ間違っていた」「患者さんに大きな不利益を与えないのであれば、できる範囲の治療をやるべきだった」「謝らなくてはならないのは僕の方だ」と。

僕は、彼と一緒に活動に参加できたことに感謝した。医師として、チームの医療責任者として真摯に患者さんに向き合う彼の思いに応えるためにも、もっと自分を律し、冷静に活動に当たらなければ。

活動二四日目　一二月四日

昨夜は二歳の女の子、ファットマタが入院してきた。ファットマタはすでに両親を失っており、一人で戦っていたが、今朝の採血で、エボラ陽性が確認された。プロバブル・エリアに入り、ファットマタの診察を始める。

ファットマタは、泣き声こそ力強かったが、三九℃の高熱と嘔吐、水のような下痢の症状があった。泣きじゃくるファットマタを抱きかかえて、プロバブル・エリアからコンファームド・エリアに移動させ、解熱剤の座薬を投与した。

ファットマタの移動と大人の患者さんを退院させることが僕の午後最初のタスクだったが、その合間に気になっていたイッサの容態を見にいった。イッサの容態は思いがけず改善していた。彼は僕を見て、水を飲みたいと言った。昨日の様子から、もしかすると今日はもうイッサに会えないのではないかと最悪の状況さえ予想していた僕は、彼の生命力に驚かされた。

オムツの中には、わずかながらおしっこも確認できた。イッサを抱き起こし、二杯のＯＲＳを飲ませた。彼は少し満足したような表情を浮かべ、ベッドに再び横たわった。このまま快方に向かうことを願うばかりだった。

ローリスク・エリアに戻り水分補給を済ませ、二歳のファットマタの点滴の準備をしていると、救急車が到着し、マッシモの指示で患者さんを救急車から降ろすタスクをこなすことになった。

幸い患者さんの容態は落ち着いており、自力で歩くこともできたため、トリアージは他のスタッフに任せ、再びローリスク・エリアに入った。

カイラフンでは、突然の停電を想定し、日暮れ以降の採血や点滴処置は禁じられていたため、マッシモに声をかけ、ファットマタの点滴ルート確保のためにすぐにハイリスク・エリアに入らせてもらうように相談した。彼は渋々ＯＫを出してくれたが、日が暮れる前に終わらせるようにと釘を刺された。

僕はカリムとバディを組んで、真っすぐにファットマタのいるテントに向かった。一七時すぎですでに陽が翳《かげ》り始め、テント内は薄暗かった。焦る気持ちを抑えてファットマタの点滴を試みたが、なかなか確保できない。

少しでも明るいところでと考えた僕は、カリムに頼んでベッドをテントの外に用意してもらい、ファットマタをそのベッドに寝かせた。その様子をローリスク・エリアから怪訝《けげん》な表情で見ていたマッシモに事情を説明する。彼はかなり暗くなってきたから、これが最後のチャンスだと念を押した。

僕は再び全神経を集中して、点滴ルート確保に当たった。点滴の針先の方向を何度も調整し、もうダメかと思った瞬間、血液が点滴の針を逆流した。安堵で胸をなでおろした直後、僕は針を捨てる箱を準備していなかったことに気づいた。僕はカリムに針を地面に置くこと、決して触らないようにと伝えた。

静脈留置針をテープで固定したあと、針を捨てる箱を持ってきて、その中に地面に置いてあった針を捨てた。その後、残された時間の中でできる限りの点滴を行い、ハイリスク・エリアを出る直前にシリコン製の点滴の針は留置したまま、点滴ボトルにつながったルートを外して包帯で固定した。

ハイリスク・エリアを出てきた僕のところに、すかさずマッシモが近寄ってきて、針捨ての箱を準備していなかった点を注意された。確かに僕のミスだったが、ファットマタのために必死になっていたこと、なんとか無事に点滴ルートを確保したことは評価されてもしかるべきではないかという思いがあり、どこか上の空で彼の注意を聞いていた。

活動二五日目　一二月五日

この日のカイラフンのエボラ治療センターの入院患者数は七〇人を切っていた。首都のフリータウンに治療センターが新設されたこと、ＭＳＦのボー治療センター、赤十字国際委員会のケネマの治療センターが順調に運営されていることと、カイラフン地域の患者数が減っていることがその主な理由だろう。

僕にとっては、患者数が減ったぶん、一人ひとりの患者さんにかける時間が多くなっていることはありがたいことであり、歓迎すべき状況だった。この日は昼のシフトの間、昨日から解熱しているサオ・ムサに三回ミルクを飲ませ、二歳のファットマタにも点滴を行うことができた。

サオ・ムサはＰＣＲ検査で陰性が確認され、退院が決まった。母親を失ったサオは、児童養護施設で暮らすことが決まっていた。その時点で、彼を引き取ると申し出る親戚は見つかってはいなかった。

活動二六日目　一二月六日

三回目の休みとなったこの日、イギリス人看護師のケイトと二人で再び児童養護施設に出かけた。二人とも昨日退院したばかりのサオのことが気になっていた。障害のあるこどものケアは、誰にでもできるものではない。ましてや多くのこどもを少ないスタッフで世話しなければならない施設では、どうしても手がかけられずに具合が悪くなってしまうようなことも危惧されたため、サオの置かれている環境やケアの状況を確認し、できれば、施設のスタッフとサオのケアの方法について話がしたいと考えていた。

暑さを避けるために八時半に宿舎を出発したが、それでも少し歩くと汗ばんでくる。緑の多いカイラフンの道を二人で歩いていると、あちらこちらから笑顔のこどもたちが駆け寄ってくる。通り沿いの家の軒先に座っているお年寄りたちからは、「ありがとう」という声をかけてもらった。MSFのカイラフンでの活動が評価され、歓迎されていることを嬉しく感じた。

天気のいい日のカイラフンの散歩は、とても気持ちいいものだった。木々の緑は冴え、色鮮やかな鳥が明るい鳴き声を響かせながら、抜けるような青空を気持ちよさそうに飛び交っている。たわわに実った果物の鮮やかな色は、さまざまな摩擦に疲れた気持ちさえ明るくしてくれるようだった。

散歩しながら三〇分ほどで施設に到着すると、七歳のファットマタとその子分たちが駆け寄って来た。ハッサンは相変わらず鼻水を垂らしているが、笑顔がはじけている。みんな元気そうで何よりだった。

トンコリリからの救急車が来れば、母親のウバルとここにいるウバルの三人のこどもたちも晴れて家に帰ることになる。それまで、何事もなく元気に過ごしてほしいと願った。

施設のスタッフにサオ・ムサのことを訪ねると、元気にしているがミルクを飲ませるのはなかなか大変だと話してくれた。サオのように何らかの脳障害により身体の緊張が強いこどもに食事やミルクを与えるのには、コツと慣れが必要だが、まずは、優しく抱っこして緊張をやわらげてあげてほしいと、改めて伝えた。

サオは一番奥の部屋で一人、マットの上に横たわっていた。スタッフは、この部屋は日当たりも風通しも良くて、この施設で一番いい部屋だよと教えてくれた。眠っているサオの顔は、とても穏やかだった。

スタッフに頼んでミルクを用意してもらい、膝の上にサオを抱きかかえ、ミルクをのせたスプーンでサオの唇に優しく触れる。初めは寝ぼけ眼《まなこ》で迷惑そうにしていたサオだったが、スプーンでの刺激を繰り返していると、小さなかわいい口を開いてスプーンを自然と口に含みながらミルクを飲み込んでいる。その様子を見ていたスタッフは少し驚いた様子だったが、満足そうにミルクを飲むサオを見て、「いい子だね」と繰り返しながら、彼の足をなでてくれた。

ここのスタッフが、人手の少ない中でもサオを大切にしてくれていることが感じられ、とても嬉しい気持ちになった。僕は「また会いに来るからね」とサオに声をかけて、施設をあとにした。

9　通達

活動二七日目　一二月七日

この日、ＭＴＬ（メディカル・チームリーダー）のクリスタルがカイラフンを発ち、エボラ治療センターの新設が予定されているシエラレオネ中央部のトンコリリ県マグブラカに移ることになっていた。彼女は治療センターだけでなく、地域住民への啓発活動や接触者の追跡調査などのコミュニティーでの活動の監督などに追われていたため、センターでの活動初日と、一度警告を受けた日を除けばほとんど接点がなかったけれども、同じ目標に向かって頑張っていたので、新たな土地での活躍と無事を祈るばかりだ。

その朝も三時に目が覚めてしまい、その後は目が冴えてしまったため、諦めて三時半にはベッドから起き上がり、いつもの水で溶かすインスタントコーヒーを作りタバコに火をつけた。

残すところあと一週間。あっという間に時間が過ぎたようにも思えるが、同時に、とても長くここにいるようにも感じられた。これからの一週間は一カ月のように感じられるかもしれない気がした。やはり、自分で思っている以上に身体も心も疲れているのだろう。

二度と帰ってこない日々を、一生懸命、悔いを残さないように考えながらやってきた。残りの一週間も同じだ。ここで働けていること、チームのみんな、日本で待つ家族、大切な友人たち、僕を待ってくれているこどもたち、そんな全てに感謝の気持ちを忘れず、南スーダンに残してきたこどもたちにも恥ずかしくないよう、胸が張れるように、毎日を精いっぱい働くのみだ。

残された日々に、カイラフンの病院や、休校中でもこどもたちがいつも過ごしている学校を訪問したい、サオに会いに児童養護施設にも行きたい、などなど、やりたいこと、やり残しているように感じている多くのことが頭に浮かんだ。できることなら、トーマスやモハメド、アブドレラザックのお墓に手を合わせにも行きたいと思ったが、エボラ患者を埋葬している墓地を訪れることは、感染対策の観点から許されないであろう。

ゆっくり準備を済ませて、宿舎の外に出たのは五時半だった。

夜明け前のカイラフンは霧雨が降っていた。早朝シフトのメンバーを待ちながらタバコを吹かしていると、霧雨が顔を濡らし心地よく感じられた。容態の不安定なイッサや二歳のファットマタのことを考えながらも、これまでの活動、そして残り一週間の活動に思いを馳せていた。これまで本当に悔いのない活動ができていただろうか、残された一週間でやるべきことを果たせるだろうかと。

間もなくしてメンバーが揃い、ランドクルーザーは霧雨の中をセンターへ向かった。

割り当てられた採血の合間に、八歳のイッサと二歳のファットマタのいるテントを覗いた。一昨日、苦労して確保したファットマタの点滴ルートは、すでに抜かれていた。夜間、看護師がずっとそばに付いていられないことを考えれば、やむを得ないことだったが、やはり悔しさがこみ上げた。

採血後の申し送りで割り当てられたタスクは、二人を含めたこどもたちのケアだった。新しく治療センターに来たばかりのシエラレオネ人の男性看護師アッバスと一緒にハイリスク・エリアに入った。

よろしくと声をかけたが、彼の表情には不安の色がありありと浮かんでいた。

ファットマタがORSを飲めないならば、もう一度点滴ルートを確保しなければならない。そうなることを想定して、点滴の準備をしてハイリスク・エリアに入った。テントに入るとイッサが僕を呼び止めた。外に出たいと言う。僕はバディのアッバスにファットマタの検温を頼んで、イッサを抱きかかえてテントの外に出た。椅子に座らせるとイッサは「ありがとう」と言いながら、わずかながら笑みを浮かべた。

アッバスは検温を終え、ファットマタにORSを飲ませようとしていた。ベッドに横になったままのファットマタの口にスプーンを近づけて、なんとか飲ませようとしているが、彼女は口を閉じたままで、一向に開こうとはしなかった。

僕は彼からスプーンとコップを受け取ると、ファットマタを抱き上げて膝の上にのせた。その様子を見たアッバスの目が大きく見開かれたことは、ゴーグル越しでも見て取れた。カイラフンに来て間もない彼が、エボラの患者との接触に恐怖心を抱いたとしても致し方ないことだった。

そんな彼の様子には気づいていたが、僕は何も言わずに膝の上に座るファットマタの口にスプーンを近づけた。彼女はゆっくりと口を開き、ORSを飲んでいる。アッバスの目がさらに大きく見開かれたのを見て、僕は自分が初めてセンターに来た時のことを思い出していた。あの日、マッシモに促されてトーマスの身体に触れた時のことを。手袋越しに伝わってきたトーマスの体温が今も手のひらに残っているように感じられた。

ゆっくりゆっくりORSを飲み込むファットマタに、「いい子だね、ガンバレ」と繰り返し声をかけた。一五分近くの時間を要したが一杯のORSを飲み終えた時、僕はアッバスに代わってくれるように頼んだ。ファットマタを託されたアッバスは、おそるおそるファットマタを抱きかかえて膝の上にのせた。声をかけながらORSを飲ませる彼を見ながら、一カ月前の自分を見ているかのような錯覚にとらわれた。

テントを出る前、ファットマタに声をかけながら、アムステルダムで買ってきた動物のシールを手の甲に貼った。ファットマタはうっすらと目を開けて、そのシールを確認していた。これなら乗り切れるかもしれないという、かすかな希望が見えた。「また来るからね」と声をかけ、テントをあとにした。

脱衣を終えてローリスク・エリアに出ると、アッバスが僕に「ありがとう」と声をかけてきた。そしてその表情は、ハイリスク・エリアに入る前のものとは違って自信に満ちたもののように思えた。僕の中には、マッシモに対する感謝の気持ちが溢れていた。

ローリスク・エリアに出て、いつものように汗だくになった手術着を着替え、水分補給をしていると、ブルースのあとを引き継ぐ予定でカイラフンに入ってきた医師のユレアが僕のところに来て、MTLのクリスタルからの言付けがあると言った。「一度、事務所に戻るように」というものだった。

勤務の途中で事務所に戻ることなんてこれまでなかったため、何事だろうという思いはあった。が、クリスタルが今日、カイラフンを離れると聞いていたうえに、最近では、ハイリスク・エリアでの活動時間もしっかり六〇分を守れていたので、今後のセンターの運営のことできっと何か最後に話があるのだろうと考えた。しかし、同時に、センターと事務所の往復に、貴重な勤務時間を削られることに対する憤りも少なからず感じていた。

事務所に着いてクリスタルを探していると、マッシモが近づいてきて僕をカンファレンス・エリアに連れていった。そこでは、クリスタルと先週着いたばかりのPC（プロジェクト・コーディネーター）のデビッドが僕を待っていた。その雰囲気に僕は、これから始まる話がいい話ではないとようやく気づいた。

デビッドは僕の前に腰かけ、先日、僕が針を捨てるための専用の箱を用意せずに点滴ルートの確保をしてしまったことの真偽を確認してきた。この件は、先日、マッシモから口頭で注意を受けていたし、準備を忘れたことに気づいてからの対応にも問題がなかったことから、すでに終わった話だと考えていた。

僕はその時の状況を再度説明し、忘れたことの非を認めると同時に、その後の対応は適切にできたと考えている旨を伝えた。僕の説明を聞いているあいだ中、二人の表情は硬いものだった。

僕の説明を聴き終えたデビッドは、

「君が熱心に診療に当たっていることは誰もが認めるところだが、針を捨てる容器を準備せずに点滴確保を行った今回の過ちは重大であり、見逃すことができない」と言った。

僕がすぐにそれが何を意味するのかと問い返すと、デビッドは、

「君には、任期を短縮して帰国してもらうことが、先ほど決まった」と答えた。

信じられなかった。これまで参加したどの活動よりも、献身的に、患者さんのことだけを考えて活動できていたと思っていた僕にとって、この宣告は本当に信じられないものだった。同時に僕の頭に今朝見てきたばかりの二歳のファットマタと八歳のイッサのことが思い浮かんだ。生死の境をさまよっている彼らを置き去りにして、帰国しなければならないのか。もうあの二人を診ることはできない

のかと。

あの日、日暮れまでに残されたわずかな時間内に点滴ルートを確保しなければと、焦っていたことは否定しない。エボラ治療センターでは焦りは禁物だとはわかっていても、目の前のファットマタを救いたいという思いを抑えることはできなかった。しかしながら、それが強制帰国させられるようなことなのだろうかという思いが、僕の中にわき上がった。ましてや、人はミスを犯すものだ。一〇〇パーセントなんてあり得ないはずだ。そして、そのミスをしっかりリカバリーしたという自負もあった。


話をしているあいだ中、二人の表情は厳しいままだった。僕は、その決定に納得いかないながらも、イッサとファットマタのことを思い、残りの活動期間中に二度と鋭利なものを触らない、つまり点滴や注射をしないことを条件に活動を続けさせてもらえないかという提案をした。

それでも僕の活動継続に首を縦に振ろうとしない二人に、僕はさらに、それなら僕は二度とハイリスク・エリアに入らずに、ローリスク・エリアからのサポートのみを行うという妥協案を提示したが、彼らは口を揃えて、「この決定に交渉の余地はない」と繰り返した。僕はようやく、この決定が覆らないことを理解した。

そして、彼らに聞き返した。

「針を捨てる箱を忘れたこと以外に強制帰国させられる理由はないのか」と。彼らは、「他の理由はない」と答えた。

10　強制帰国

彼らの決定を受け入れることは非常に苦しいものだったが、僕が執拗に決定の撤回を求めなかった理由が二つあった。

一つは、僕の言動によって活動に混乱をきたすことを避けなければならないと考えていたこと。そしてもう一つは、センターでの活動初日にトーマスの身体を洗うように指示したマッシモへの感謝の気持ちだった。あの経験、トーマスの身体に触れた時の感触や温かさが、僕のその後の活動を大きく左右したように感じていた。

今回のこの決定に関して、マッシモが大きな役割を果たしたであろうことは容易に想像できた。なぜなら、クリスタルはカイラフンの医療プログラム全ての責任者であったため、センターの僕の仕事ぶりを見る機会も時間もほとんどなかったはずであり、カイラフンに着いたばかりのPCであるデビッドは言うまでもない。

マッシモは、トーマスを通して僕の恐怖心を払拭してくれた。だが一方で、患者の数が減ってくる中で、よりアグレッシブな治療はできないだろうかと考えていた僕と、長期間センターに勤務している現地スタッフの疲労や心情、さらにはチーム全体の安全を何よりも重視していた彼とは、治療方針に関して意見が食い違い、議論になったことも少なくなかった。しかし、最終的にはいつも彼の決定に従ってきたつもりだった。ルール違反が理由だとすれば、活動制限時間違反なども含めれば、意図せずルール違反を犯してしまったスタッフは僕一人ではない。

だから、なぜ今、針を捨てる箱の準備を忘れたことのみを理由に強制帰国させられなければならないのか、というやりきれない思いと、もしかしたら、告げられていない何か別の理由があるのではないかという疑問にとらわれた。だが、もうこれ以上食い下がるのはやめようと決めた。

たとえ、この決定が不服だとしても、それはチームのリーダーが決めたことであり、チームの一員として、その決定を尊重すべきだと自分を説得した。

幸いと言えるかどうかはわからないが、僕には毎日を精いっぱいやってきたという自負があった。もちろん任期を全うできるに越したことはないが、患者さんたちや日本に残してきた家族、これまで僕を支えてきてくれた人たちに対して、何ら恥じることはないとも感じていた。

最後にクリスタルが言った言葉は、「もう二度とハイリスク・エリアに入ることは許されない。そして、明日の朝、フリータウンに戻ってください」だった。

必死にやってきたスタッフに対する最後の言葉としては非情なものに感じられたが、僕にとってはそれ以上に、もう二度とファットマタを抱っこできないのだということが何よりも悲しく悔しく感じられた。

こんなことになるとは予想していなかったため、センターに残してきた荷物を取りに戻らなければならなかった。イッサとファットマタの顔を見たかったが、二度とハイリスク・エリアに入ってはならないと言われていたため、それも諦めるしかなかった。

現地のスタッフに何と声をかけたらいいか思案していたが、センターに戻るとすでに僕が帰国させられることが伝わっているらしく、彼らの方も僕にかける言葉に困っているようだった。

急用ができて帰ることになったという馬鹿げた冗談を言いながら、荷物の整理をしていると、そこにマーガレットがやって来た。彼女は「ありがとう」と言うと言葉を詰まらせ、下を向いた。しばらく沈黙が続いたが、ようやく顔を上げたマーガレットは、「こどもたちのことは心配しないで大丈夫。私に任せなさい」と言った。

僕は、「ありがとう。君と一緒に仕事ができてとても楽しかった」と伝え、残っていたシールとおもちゃをマーガレットに託した。

「任せなさい」ともう一度言いながら、マーガレットがその場を立ち去ると、今度はブルースが僕のところにやって来た。彼は僕が帰国させられることを昨夜から知っていたようで、こう切り出した。

「今回の決定はとても残念だ」と。そして、「個人的には、この決定は間違っているように思う」と続けた。

僕は、クリスタルたちに尋ねたように、僕が帰国させられる理由が、針の箱を忘れたこと以外にはないのかと尋ねたが、彼もそれ以外は聞かされていないと答えた。

僕は、「ありがとう」という感謝の言葉をひと言だけ残して、宿舎に戻る車に乗り込んだ。車が発車してセンターの前を通り過ぎるところで、ローリスク・エリアのフェンス越しに立っているブルースの姿が目に入った。

彼はわずかに手を上げて、僕を見送ってくれた。

宿舎に戻っても、正直言えば、頭は真っ白なままだった。缶ビールを両手に抱えて足早に自分の部屋に入った。ビールの缶が五、六本床に横たわるようになると、この一カ月、ビールの量を控えていたせいか一気に酔いが回り、天井がぐるぐる回るように感じられた。それと同時に、四週間の出来事が僕の頭の中を駆け巡った。

活動初日、トーマスの身体を洗ったこと、一人で勇敢に戦ったモハメドのこと、イサトゥのはにかんだ笑顔や僕の手を握りしめた時の感触、ソリーとの出会いと別れ、サオ・ムサの母親との約束、サオ・ムサの笑顔、スタッフと治療方針について議論を戦わせた日々、さまざまな思い出が次々に蘇ってきた。

ベストは尽くした、しかし、自分はシエラレオネの人たち、こどもたちの役に立てたのだろうか、僕がしてきたことは、強制帰国となるようなことだったのだろうか。カイラフンのセンターの患者数が減ってくる中で、よりアグレッシブな治療を主張し続けたことは間違っていたのだろうか。そんなさまざまな思いが浮かんでは消え、消えては浮かんだ。

＊

思えば、僕が任期途中で帰国を促されたのは、これが初めてのことではなかった。

初めて国境なき医師団に参加した二〇〇三年のスーダンの活動で、一度、「お前、帰った方がいいんじゃないか」と言われたことがある。

二〇〇三年のスーダンは、今世紀最大の人道危機といわれたダルフール紛争で世界から注目が集まっており、国境なき医師団からも多くのスタッフがダルフールに派遣されていた。

しかし、僕が派遣されたのはそのダルフールではなく、首都ハルツームのマイゴマ地区にある孤児院だった。当時のハルツームでは、年間一五〇〇人近い赤ちゃんが捨てられていた。そのうちのおよそ三分の一は発見された時点ですでに亡くなっていて、さらに三分の一は発見された地点から孤児院への搬送中に亡くなってしまい、結果、残りの三分の一だけが生きて施設に辿り着けるという信じがたい状況だった。

さらに信じがたいことには、生きて辿り着いた赤ちゃんも、入所後一週間で約半数が、入所後一カ月では七五パーセントが亡くなっていた。

活動に参加したばかりの頃は、何も事情を知らなかったので、スーダンの母親たちを恨んだりもしたが、当時のスーダンは、宗教的な理由から避妊や中絶は許されておらず、また婚姻関係にない男女間の性交渉は厳罰の対象だった。仮にそれが男性に強制されたものだとしても、より重い罰が与えられるのは女性だった。

そんな背景から、望まずに妊娠した女性たちは、厳罰や家族への社会的制裁を恐れるあまり、妊娠中は人目を避け、出産後すぐに赤ちゃんを捨てるという選択をしたのだろう。

毎日のように連れてこられる捨て子の赤ちゃんたちに圧倒されながらも必死に治療をしたが、僕の努力は何の役にも立っていないかのごとく、毎日のように赤ちゃんを看取る日が続いた。

僕にとってさらに追い打ちとなったのは、赤ちゃんを世話する現地スタッフが赤ちゃんへの感情移入を避けていたことだった。イスラム教徒のスタッフにとって、マイゴマ孤児院の赤ちゃんたちは宗教的にタブーな存在であったうえに、長年赤ちゃんを看取り続けてきた彼女たちが、自分を守るために自然と身につけた手段だったのかもしれない。

僕は、赤ちゃんを看取るたびに、胃袋に重い石が放り込まれるような感覚を覚えていた。

一〇年近くも準備してようやく摑んだ初めての派遣。意気込んで乗り込んだはずが、一カ月もすると、胃袋には何十個もの石がたまっていた。チーム唯一の医師であった僕にとって、赤ちゃんの死は全て僕の責任であり、敗北以外の何ものでもなかった。


そんな状況をなんとか打開しようと、僕は休みを返上して一人で診療に当たった。理由はどうであれ、赤ちゃんを抱き上げない現地スタッフに強い口調で指示を出してしまうこともあった。結果、チームの中にわだかまりが生まれ、気がつくと僕は孤立していた。


そんな時、チームリーダーでありプロジェクト・コーディネーターのドミニクに呼び出された。

「お前はチームの和を乱していて、お前と仕事をすることをよく思わないスタッフが少なからずいる。だから、お前が帰る方がチームのためだ」と。


彼の言うことが全て正しいとは思わなかったが、赤ちゃんの死を全て自分の責任と捉えるあまり、周りの声に耳を傾けることを忘れていたことを気づかされた。同時に、一〇年かけて準備してきたことを、こんなかたちで終わらせることは到底できないと感じていた。彼らの言うことに耳を傾けて、アプローチを変えるから、もう一度チャレンジさせてくれと懇願した。

二週間の猶予を与えられた僕は、納得いかないながらも大きくアプローチを変えた。

現地スタッフには、英語と片言のアラビア語でできるだけ声をかけるように心がけた。指示を出して舌打ちされて気落ちすることもあったが、オムツを換えてくれないスタッフがいれば僕がオムツを換えた。時間の許す限り、率先して、赤ちゃんを抱っこし、授乳、沐浴《もくよく》を行った。

赤ちゃんのベッドに一つずつ名札をかけて、スタッフに赤ちゃんを名前で呼ぶように促した。たとえ赤ちゃんの名前が母親や父親につけてもらったものでないとしても、名前を呼ぶことで一人ひとりの赤ちゃんの尊さのようなものを感じてもらえたらと思ったからだ。

へその消毒（へその緒がついたままで運ばれてくるような赤ちゃんも少なからずいた）や、予防接種、哺乳瓶の消毒など、当たり前のことが確実に行われるように努めた。

大人用の点滴は五〇〇ミリリットルや一リットルが一般的だが、生まれて間もない二キログラムの赤ちゃんが必要とする一日の水分量は一五〇ミリリットル程度である。しかしマイゴマに用意されていた点滴は全て成人用で、過剰な点滴で命を奪ってしまうような事故が起こっていた。点滴液を捨てるのはもったいない気もしたが、赤ちゃんの命を守り、安全な点滴を行うために、市場で料理用の計量カップを買ってきて、点滴を始める前に不必要な分を測って捨ててから点滴をするようにした。

ささやかな努力の成果は、アプローチを変えて一ヵ月もすると現れ始めた。赤ちゃんを名前で呼ぶスタッフが増え、時間があれば赤ちゃんを膝の上に抱っこしているスタッフの姿が見られるようになっていった。

さらには、赤ちゃんの様子がおかしいと言って、僕のところに連れてくる現地スタッフまで現れ始めた。その様子は、まるで我が子を心配して病院に来る母親のようでもあり、僕は胸が熱くなった。

助かる赤ちゃんが徐々に増えてくると、マイゴマには赤ちゃんの泣き声とスタッフの笑い声が広がり始めた。

スーダンでは舌打ちが「了解」を意味すると知らされたのも、この頃だったように思う。

僕が赴任した当初には一〇〇人ほどだったマイゴマの赤ちゃんの数は、帰国前には二五〇人を超えた。

半年の任期を全うし、一〇〇人以上の赤ちゃんを看取り、疲れ果てて帰国する僕に、

「お前がいなかったら、何倍もの赤ちゃんが命を落としていたはずだ」

「胸を張って帰れ」

と言ってくれたのは、僕に帰国を促したチームリーダーのドミニクだった。

＊

マイゴマ孤児院での経験、その後の活動のことなどがなぜか次々に思い出された。

僕は混乱したまま、知らないうちに眠ってしまった。

ドアのノックで目覚めた時には、もう外は真っ暗だった。何を話していいか整理がつかず、誰とも顔を合わせたくないというのが正直なところだったが、ドア越しに聞こえてきたのはブルースの声だった。

ドアを開けると、彼は改めて僕の帰国をとても残念だと呟《つぶや》くように言った。二人で二階のテラスに

上がり、話を続けた。僕は気持ちの整理がつかないことを、正直に彼に伝えた。

彼は医師のリーダーであったため、治療方法について何度も激しい議論をしてきた。僕が言った「何もせずに手をこまねいているだけなら僕を日本に送り返せばいい」という言葉に、ブルースは改めて触れて、「君の言ったことは間違っていない」と言った。自分こそ、もっと勇敢に積極的な治療を主張すべきだったと。

僕を慰めようとして言ってくれていたのかもしれないが、彼の言葉に救われたことは間違いない。彼はさらに続けた。今回のエボラの経験をきちんとしたかたちで記録に残し、次につなげ、将来に向けて、より良い治療につなげていかなければならないと。そして最後に、「またいつか、どこかのフィールドで一緒に仕事ができることを楽しみにしている」と言い残し、立ち去った。

自分の部屋に戻ると、明日にはカイラフンを出るという現実がのしかかってきた。ようやく、諦めにも似た気持ちで荷造りを始めた。

しばらくすると、またドアをノックする音がした。イギリス人看護師のケイトだった。彼女はセンターのこどもたちのことをいつも気にかけてくれ、彼女が看護リーダーの時は、なるべく僕がこどもの診療に時間を割けるよう、いつも配慮してくれた。

母親を失いながらもエボラに打ち勝ったサオ・ムサのこともとてもかわいがってくれ、二人で彼に会いに児童養護施設に出かけたことも懐かしく思い出された。ブルース同様に、僕の帰国を残念がってくれた。

彼女も僕が帰国させられる理由は聞いていなかったが、僕の帰国はセンターのこどもたちにとって大きな痛手だとさえ言ってくれた。最後まで優しく接してくれた彼女に改めてこれまでのお礼を言うと同時に、彼女が無事に任期を終えて帰国できるよう願っていると伝えて、別れた。

そのあとにはアムステルダムから一緒だったロジスティシャンのクリスが、そして心理療法士のシンディが、わざわざ声をかけに部屋まで来てくれた。彼らの気持ちがとてもありがたかった。

一人でテラスに上がり空を見上げると、いつもと変わらない満天の星が輝いていた。光り輝く数多の星は、エボラによって命を落としたこどもたちのようにも、元気に退院していったこどもたちの笑顔のようにも感じられた。

そのあとは、これまで以上に眠れない夜を過ごしたが、気持ちを整理するうえでは貴重な時間だった。

手持ち無沙汰な時間を荷造りで紛らわせながら過ごした。日本の職場の人たちが餞別《せんべつ》にくれたメッセージが書かれたチョコレートは、これまでもったいなくてなかなか食べられずにいた。このチョコレートは、アムステルダムで買ってきたチョコレートと一緒に児童養護施設に届けてもらうようドライバーに頼むことにした。

来る時にはいっぱいだったスーツケースは、日本から持ってきた柿の種や梅干しはすでに食べ尽くし、醬油も使い切り、アムステルダムで大量に買い込んだおもちゃもセンターのこどもたちに全部置いてきたので、今では入れるものに困るぐらいに隙間だらけになっていた。荷造りを終えて明け方に一時間ぐらいウトウトしただけだったが、目覚めた時には、気持ちは吹っ切れていた。

これまで参加してきた活動では、無事に任期を終えることを優先し、言いたいことを呑《の》み込んでしまったこともあったように感じていた。

スタッフの入れ替わりの激しいフィールドにおいて、治療の一貫性を維持するためには時に納得できない診療を続けざるを得ないこともあった。

そんな時、軋轢《あつれき》を避けるため、無難に任期を終えるためにと、言うべきことを呑み込み、自己保身のための診療に甘んじていたこともあったのではないかと思う。南スーダンを帰国する時に味わった、あまりに大きな後悔の念。

あの時は、初めての医療チームリーダーを無難にこなそうという気持ちがあったのかもしれない。自分が初めてＭＳＦに参加した時と同じように、現地の状況の凄まじさに翻弄され悲鳴を上げていた若い医師たちを支えることに気をとられすぎていたかもしれない。あるいは、単に経験不足だったのかもしれない。

結果として、こどもたちや患者さんのことが後回しになっていたのではないかと、後悔しても後悔しきれない。だから今回のミッションに参加する前に僕の頭にあったことは、南スーダンの時のような悔いを残さないことと、治療の目処さえ立ててあげられずに南スーダンに残してきたこどもたちへの懺悔《ざんげ》だった。


今回は、今までとは明らかに違っていた。たとえスタッフと衝突しても、患者さんのことだけを考えて診療に当たること、治療方針などについて言うべきことを言うこと、悔いのない診療をすることを常に自分に言い聞かせながら過ごしてきた四週間だった。

僕を強制帰国させる決定が正しいかどうかは別として、予定よりも早く帰国することによって負担をかけるチームに対して申し訳なく思う気持ちに加えて、不思議な、清々しさとも言える感覚が自分の中にあることも感じていた。

仕事以外での宿舎でのスタッフとのコミュニケーションをおろそかにしていたことは、僕の真意が理解されなかった、もしくは誤解される原因になっていたかもしれないと感じていた。

いずれにしても、容態の悪いこどもたちを置いて帰らなければならないこと、完全には晴れ晴れした気持ちで帰国できないことの悔しさを消すことはできなかった。そして、強制帰国させられる理由が針のことだけなのか、という点も気にかかっていたが、カイラフンではとにかくこれ以上何も言わずに帰ることに決めた。

11　アドバイス

活動二八日目　一二月八日

僕をフリータウンに送り返すためのランドクルーザーは、八時にカイラフンを出発することになっていた。

僕の帰国を聞いて、見送りに来てくれるスタッフたちがいた。ノー・タッチ・ポリシーのため、別れのハグとはいかなかったが、「またいつかどこかのフィールドで一緒に働こう」と言ってくれるスタッフの言葉に、僕の軟弱な涙腺はかなり刺激されたが、ここでは涙が流れ出すことはなかった。強制帰国という情けない事態で離任する僕にとって、彼らの言葉は大きな救いだった。

ランドクルーザーに乗り込み、見送ってくれる人たちが見えなくなるまで僕は手を振っていた。車はカイラフンの中心部まで来ると、センターに行く時には右に曲がる交差点を左に曲がって、来た時と同じようにボーを経由してフリータウンに向かうことになっていた。行き交うカイラフンの人たちを見ていると、彼らへの感謝の気持ちがこみ上げた。

僕が初めて活動に参加した二〇〇三年のスーダンで、オーストラリア人の同僚にもらった、Tips for Surviving your first mission（最初のミッションを生き延びるコツ、ヒント）という四ページほどのパンフレットに書かれていたメッセージを、その後もフィールドでちょくちょく思い出し、自分を鼓舞してきた。

"Always remember: you're only going to be here once, in this place, in this context, with this team, with this population. It's a special privilege, and it's up to you to make the most of it. Give as much as you can. Leave something worthwhile."

「決して忘れないでください。あなたが今いるその場所で、同じ状況と問題の中で、同じチームとともに、同じ人々を相手にすることは二度とないということを。それはとても特別な機会であり、そのチャンスを活かすかどうかはあなた次第です。全力で取り組み、何か少しでも価値あるものを残していってください。」

ＭＳＦの活動に参加する時にはいつも、自分の持てる力の全てで苦しんでいる人たちの助けになりたい、いくらかでも役に立つとすれば、自分の持つ最良のもの全てを残して帰りたいという思いで現地に入る。

しかし、帰る時になると、自分が残してきたものなんて本当にちっぽけで、その何倍も何百倍も大きい、目には見えない価値あるものをもらったという感謝の想いで胸がいっぱいになる。これは僕に限った話ではなく、ＭＳＦの活動に参加するほとんど全てのスタッフの想いだ。

未曽有のエボラ大流行によって、多くの同胞を失いながらも、明るさを忘れない現地のスタッフから多くのことを学んだ。彼らの明るさに活動中、何度助けられただろうか。

快復途中の重い身体に鞭打って同胞を助けようとする多くの患者さんにも、多くのことを教えられた。そして、家族を失いながらも勇敢にエボラと戦ったこどもたち。モハメド、イサトゥ、ソリー、サオ・ムサ……。

彼らへの感謝とともに、小さくなっていくカイラフンの街並みに、一日も早いエボラの収束を祈った。

カイラフンの街を出た車は、小雨の降る中、悪路を進んだ。来る時には車と同じぐらいの深さの溝にはまって立ち往生したが、帰りは大きなトラブルもなく順調にボーに入った。ボーにあるMSFの事務所で休憩と昼食を摂ることになっていて、そこであのメリー・ジョーと再会した。

カイラフンのエボラ治療センターで、割ときつい口調でスタッフを注意、指導している様子を見ていたので、彼女は僕にとって、怖い、近寄りがたい存在だった。そのメリー・ジョーが、食事をしている僕の横に座ってきた。内心、「嫌だなあ」と思ったが、平静を装ってできるだけ普段通りに挨拶をし、何事もなかったかのように食事を続けた。すると、彼女が「Are you OK?（大丈夫？）」と声をかけてきた。

彼女は僕が強制帰国させられることも知っていて、あえて隣に座り、声をかけてくれたのだった。この時のメリー・ジョーの表情は、センターで厳しくスタッフを叱咤《しった》していた時とはまるで別人のように、とても穏やかなものだった。

そのせいもあってか、僕は、こどもたちを残して帰る悔しさと、帰国させられる理由が腑に落ちていないことに対するモヤモヤについて、正直に話した。メリー・ジョーも僕が帰国させられる理由を聞かされてはいなかったが、僕にとても意外なアドバイスをくれた。

「アムステルダムに戻ったら、エボラのトレーニングの手伝いをしてみたら」というものだ。

それは、僕には決して思いつかないことだった。強制帰国を言い渡され、正直言えば、少なからず傷ついていた僕は、エボラのことをしばらく忘れたいとさえ考えていた。だから、もう一度、トレーニングに参加するなんて考えもしなかった。あっけにとられている僕に、メリー・ジョーは続けた。

「もう一度、トレーニングに参加することで、カイラフンでの活動を振り返るいい機会になるはずよ。それに、強制帰国なんてかたちで、不完全燃焼のまま終えるのではなく、良くも悪くもカイラフンでの経験を伝えることは、シエラレオネの人たちのためにもなるはずだから」と。

強制帰国させられた人間なんかをトレーニングに使ってもらえるだろうか？　という気持ちではあったが、自分の経験を伝えることが、これから活動に参加するスタッフやシエラレオネの人たちのためになるのならばチャレンジしてみる価値はあると、暗闇に光が差し込んだような気持ちになった。活動、チームの混乱を招かないように、黙って帰ろうと自分に言い聞かせてはいたものの、エボラと戦っているこどもたちを残してきたという悔しい思いや、自分は間違っていたのだろうかという疑念が入り交じり、気持ちの整理がつかずにいた。

もしも、最後にもう一度、シエラレオネの人たちのためにできることがあるとしたら、それほど嬉しいことはない。新しいミッションを与えられたようで、モヤモヤが晴れていくのを感じた。


フリータウンに戻ると、アムステルダムから一緒にシエラレオネに入った仲間の一人、アドミニストレーターのトリスタンが、一カ月前と変わらない温かい笑顔で迎えてくれた。僕の強制帰国についても、残念だと気遣ってくれた。トリスタンの顔を見て、僕はホッとしている自分に気づいた。

思えば、アムステルダムのホテルで同室だった、ブルース、クリス、トリスタンには何度も助けられてきた。同室で過ごしたあの三日間が意外な連帯感を生んでいたようだ。僕がいびきをかくと、ブルースは僕に枕をぶつけてきた。

長時間のフライトの疲れと時差ボケに苦しむおじさん四人を一部屋に押し込んだＭＳＦのケチぶりを恨んだりもしたが、結果的には経費削減以上の効果をもたらしてくれていた。

フリータウンでは、メディカル・コーディネーターからのデブリーフィング（活動終了後に行われる、報告と相談のためのミーティング）が行われた。針を捨てる箱の準備を忘れた非を認めたうえで、僕が送り返される理由が他にないかと尋ねたが、彼の口から他の理由を聞くことはできなかった。

彼は、僕が自分の非は非として認めている点を評価し、僕の希望を叶えるべく、アムステルダムのエボラトレーニング担当者に、僕がトレーニングに参加できるよう、声をかけてくれると言った。

デブリーフィングを終えると、その日の夜には空路、シエラレオネを発った。そしてその瞬間から、エボラの潜伏期間である二一日間の観察期間がスタートした。エボラはコロナと違い、症状発現まで周囲への感染力を持たないため、無症状であれば原則的には隔離の必要はないが、致死率が高いウイルスであるため、より慎重を期し、また不必要に社会の恐怖を煽《あお》らないよう、自主的な自粛生活が求められていた。

第 5 章

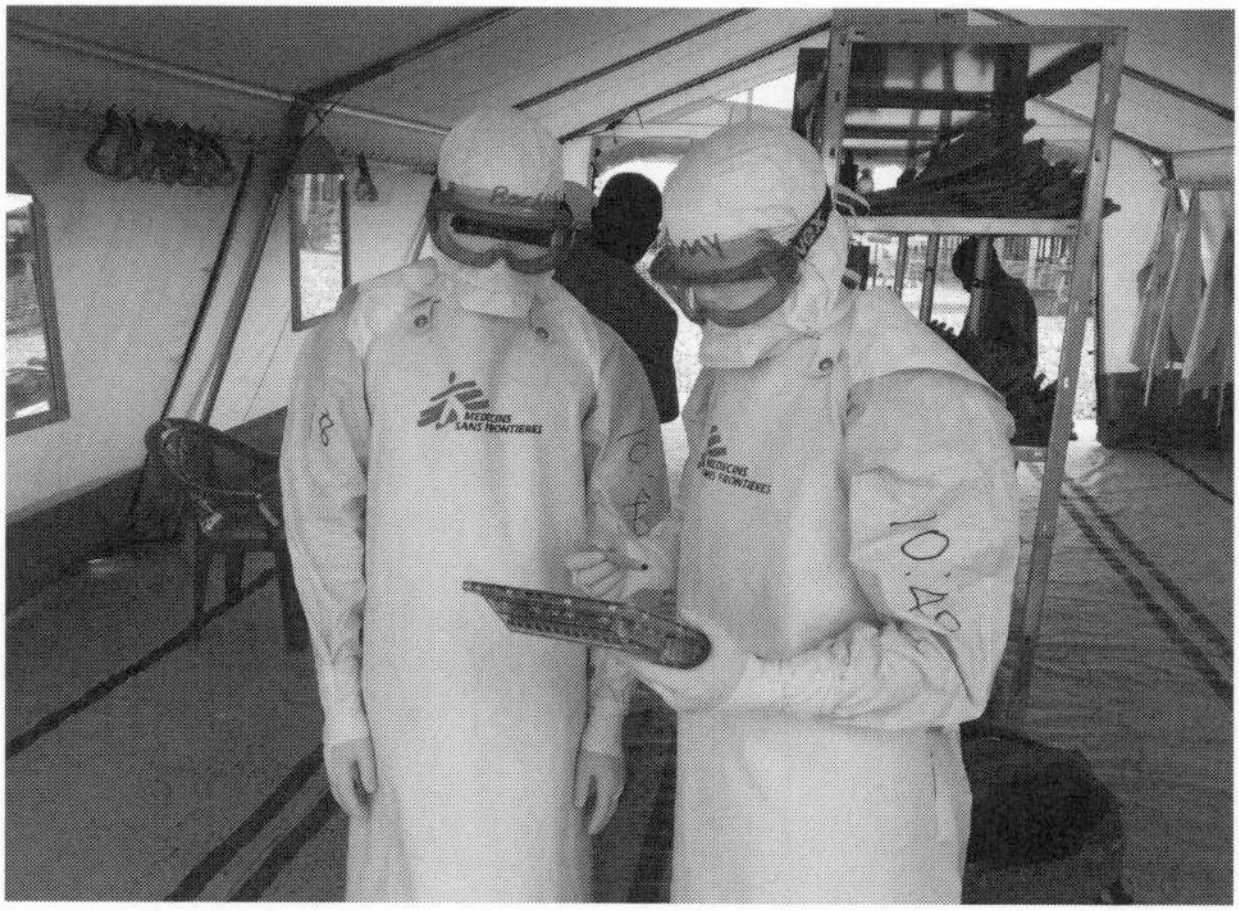

シエラレオネ・マグブラカの治療センターでタブレットをテストするスタッフ。
（2015年1月撮影）　© Ivan Gayton/MSF

1　デブリーフィング

潜伏期間一日目　一二月八日

一一月にシエラレオネに向けて発った時には、まだ晩秋の佇《たたず》まいだったアムステルダムは、一カ月足らずの間にすっかり冬を迎えていた。二一時過ぎの空気はピンと張りつめている。薄手のシャツにマウンテンパーカを羽織っただけの僕は、その寒さに震え、ホテルに着く頃には身体が冷え切っていた。

こんなかたちで帰ってくることになったからだろう。エボラ感染のリスクのない地域に戻った喜びを感じることは、一切なかった。

明日からのデブリーフィングでは、帰国させられた理由を明らかにすることに加え、トレーニングへの参加の許可を取り付けなければならない。そんなことを考えているうちに、毛布にくるまったまま、着替えもせずに眠ってしまった。

目が覚めて外を見ると、まだ夜は明けていなかった。シャワーを浴びて、山本周五郎を読みながら夜明けを待った。六時半になって食堂が開くのを待って朝食を摂る。カイラフンの食事は、MSFのフィールドの標準からすればかなり恵まれたものだったが、やはりアムステルダムの食事は違った。冷たい牛乳を一杯飲み干すと、ビュッフェ形式の朝食を堪能した。新鮮な野菜、さまざまなチーズやハム、そして熱いコーヒーで生き返るように感じた。

食事を終えると部屋に戻り、事務局が開く九時まで時計を眺めながら過ごした。ホテルから、今回僕が参加した活動を運営するオランダのMSFオペレーション・センター・アムステルダム（OCA）の事務局までは歩いて数分である。事務局は、アムステルダムの中心部からさほど遠くないところにあったが、人通りは多くなく、薄暗く冷え込んだ初冬のアムステルダムは、やや陰鬱な印象だった。

事務局に着いて、受付で名前を伝えると、デブリーフィングの予定が書かれた紙を渡された。ほぼまる一日、朝から夕方までぎっしりと予定が書き込まれていた。その中には、OCAのエボラプログラムの責任者や医療に関する責任者などとのデブリーフィングも含まれていた。

僕は、伝えるべきことをしっかり伝え、確認すべきことを確認し、トレーニングへの参加を取り付けるべく、気合を入れた。

まず初めは、プログラム責任者からのデブリーフィングだった。彼女は僕が強制帰国させられたことを残念だと言ってくれた。僕が患者さんたちのために必死に働いていたことは彼女の耳にも入っているようだった。理由はどうあれ、もっと冷たくあしらわれることを想像していたが、彼女の対応は終始共感的だった。僕が送り返された理由については、彼女からも新しい情報は得られなかった。

次は、スタッフの心理ケアの専門家によるデブリーフィングだった。彼も強制帰国の真相は知らなかったが、日本に帰ってからでも相談したいことがあれば、いつでも連絡をと言ってくれた。

「今の君は、まだフィールドにいた時の興奮状態を引きずっている。ましてや、予定を早めて帰国することになり、十分に気持ちも整理できていないだろう。だから、もう少し時間がたって、今回のミッションのストレスによる影響が現れてきたと感じたり、誰かに話したい、話を聞いてもらいたい、相談したいと思ったりしたら、いつでも遠慮なく連絡してきなさい」と、彼の連絡先を教えてくれた。

昼食を挟んで午後の初めは、医療部門責任者とのデブリーフィングだった。彼はアムステルダムでのトレーニングの時からよく僕に声をかけてくれていたので、包み隠さず正直に話そうと決めていた。感染封じ込め、スタッフの安全や活動の継続ばかりに重点が置かれていることに疑問を感じたこと、患者数が減り始めた今ならば大きなリスクを冒さなくてももう少し積極的な治療が可能ではないかということ、可能であればエボラトレーニングに参加させてもらいたいこと、そして最後に、僕を今回の活動に参加させてくれたことへの感謝を伝えた。

彼は終始静かに僕の話を聞いていた。そして、僕の貢献に対して感謝の言葉を述べたあと、少し躊躇していたようだが、僕がトレーニングの邪魔になるようなことは決してしないと約束したところで、エボラトレーニングへの参加を了承してくれた。

しかし、ここでも針の不始末以外の理由を聞くことはできなかった。

今日のデブリーフィングの最大の目的、つまり強制帰国について納得のいく理由を確かめることはできなかったが、なんとかトレーニングへの参加は取り付けることができた。

もう一度、トレーニングに参加することでこの一カ月を振り返ろう。自分が信じ訴えてきたことは果たして正しかったのかを、自分なりに検証してみよう。そして、できることなら、トレーニングに参加している人たちにとって何か少しでも役に立つようなメッセージを伝えられるよう、ベストを尽くそう。

そのあと、こまごました交通費の精算や日本に帰る日程のことなどを担当者と打ち合わせて、全てのデブリーフィングを終えた。

朝から続いたデブリーフィングに少し疲れを感じていた僕が早々に事務局を去ろうとしていると、医療部門責任者が僕のところに駆け寄ってきて、「明後日、エボラ治療センターで使うために開発中のタブレットのテストをやる予定があるから、その手伝いをしてくれないか」と声をかけられた。詳しいことはよくわからなかったが、僕で役に立てることがあるならと、すぐに引き受けた。明後日の九時に事務局に来てほしいと言われ、別れを告げて事務局をあとにした。

トレーニングへの参加を許可してもらったうえに、何か面白そうなテストにまで立ち会わせてもらえることが素直に嬉しくて、その日の夜は久しぶりに晴れ晴れした気持ちだった。

事務局のすぐ近くにある日本の居酒屋のような店に入って、日本のビールと刺身を注文した。久しぶりの日本食ということもあって少し調子に乗ってわさびをつけすぎてしまったが、マグロの刺身を食べて活力がみなぎってくるのを感じた。日本食と一緒に飲む冷たいサッポロビールは、全身に染み渡るようだった。

2　トレーニング

潜伏期間二日目　一二月九日

この日は何も予定がなかったので、一日部屋にこもって、日記の整理をした。一カ月間の活動を振り返りながら、カイラフンに残してきたファットマタやイッサのことが気になったが、今の僕にできることは祈ること以外、何もなかった。

朝、ホテルで食事を摂った以外は何も食べず、部屋から出ることもなく一日を終えた。翌日のタブレットのテストに遅れないよう、一〇時にはベッドに入ったが、相変わらず夜中に何度も目を覚ましながら長い夜を過ごした。

潜伏期間三日目　一二月一〇日

五時にはベッドを出て、ホテルの外にタバコを吸いに出た。まだ真っ暗なアムステルダムの街にはシトシトと冷たい雨が降っていて、通りに人影はなかった。

夜明け前のアムステルダムの気温は五℃ぐらいだろうか。つい数日前まで三〇℃の世界にいたことが嘘のようだ。ここアムステルダムとシエラレオネが想像以上に離れていることが感じられ、まるで何のつながりも持たない二つの世界が存在しているかのようだった。レインジャケットのファスナーを一番上まで閉めたが、あまりの寒さに半分も吸わないうちにタバコの火を消してホテルに戻った。

九時前に事務局前で待っていると、医療部門責任者とＯＣＡのロジスティック責任者の他に二人のこざっぱりとした身なりの三〇歳前後の男性が現れた。名刺にはGoogleと書かれている。あのGoogleの社員で、国際支援を担当しているという二人だった。すぐにタクシーに乗り込み、エボラのトレーニング会場となっている倉庫に向かった。

会場では担当者から説明があった。僕が経験したように、エボラ治療センターではハイリスク・エリアに持ち込んだものをエリア外に持ち出せないため、回診後のフェンス越しの申し送りが必要になり、スタッフに負担をかけると同時に、防護服を着ての貴重な活動時間を奪われている。

それを解決するために、完全防水のタブレットを用いる。このタブレットで専用のプログラムに回診の記録を残すと、ローリスク・エリアのコンピューターにデータが送られる。そうすればフェンス越しの申し送りが不要となり、結果として防護服着用で患者さんの診療に当てる時間を増やせることになるという。

このタブレットがハイリスク・エリア内で実際に操作できるのか、防護服を着て手袋を二枚着けた状態で試してほしいということだった。

カイラフンでの実際の活動の厳しさを思えば、アムステルダムの倉庫内は寒いぐらいで、防護服を着ていた方が暖かくて快適だから、お安い御用だった。

手袋を着けた状態での操作はやや困難な部分もあったが、概ね実用が可能だという状況に、僕は興奮を抑えきれなかった。これで、一〇分余分にこどもたちのケアができるとしたら、なんと素晴らしいことだろう。

タブレットのテストは、およそ二時間程度で終わった。一日も早い実用化に向けて最善を尽くしますと言い残して、Googleのスタッフは去っていった。

潜伏期間四日目　一二月一一日

トレーニングの担当者との打ち合わせがあったため事務局に行くと、そこにはカイラフンの医療リーダーを務めていたブルースの姿があった。彼は予定通りの帰国だったようだが、それを知らなかった僕は、こうしてブルースにもう一度会えるとは思っていなかったので、驚くとともにとても嬉しかった。

二歳のファットマタは快方に向かっているが、イッサは帰らぬ人になったと教えてくれた。また夕方、パリとブリュッセル、アムステルダムをインターネットでつないで、今後のエボラの活動方針についての緊急の会合が持たれることになっているとも教えてくれた。ブルースはそこでの発言を求められているようで、僕にもその会への参加を勧めてくれたので、参加することにした。

夕方のインターネット会合ではエボラの活動の中心的な役割を果たしてきたブリュッセルとアムステルダムのオペレーション・センターと、エボラの活動に人手を取られるがゆえに手薄になっていたその他の地域での活動を支えてきたパリのオペレーション・センターがそれぞれの見解を述べた。そして、今後の活動のあり方について、スタッフの安全や活動の安定した運営と、よりアグレッシブな治療を両立させるためには何が必要なのか、熱い議論が交わされた。ワクチンも治療法も確立されていないエボラを相手に試行錯誤の活動が続いていたが、一人でも多くの命を救いたいという思いは皆に共通していた。

会合を終えると、ブルースにもう一度感謝と別れを告げ、ホテルに戻った。

潜伏期間五日目　一二月一二日

いよいよ翌日にトレーニングを控え、一度参加しており、今回は手伝いをする側であるにもかかわらず、なぜかとても緊張していた。以前参加した時に配られた資料にもう一度目を通すことに、一日を費やした。

潜伏期間六日目　一二月一三日

いよいよトレーニングの朝を迎えた。まだ緊張していたが、トレーニングに参加できることが素直に嬉しかった。

トレーニング冒頭の参加者、スタッフの自己紹介では、「シエラレオネから戻ったばかりの小児科医です。気軽に声をかけてください」とだけ、述べた。

やはり、任期を無事に終えての参加ではないので、少し引け目を感じながら、午前中の座学は一番後ろの席で聴いていた。

昼食の間に、何人かの参加者から声をかけられた。

「どうでしたか？」

「大変でしたか？」

「怖くなかったですか？」

といったような質問に、

「決して楽ではないし、できることも多くはないけど、それでもやりがいのある活動であり、怖さは患者さんを前にしたら、きっと忘れるよ」と答えた。

午後の防護服の着脱では、模範演技をと言われ、参加者の前で着脱して見せた。「曇り止めは忘れないようにね」と、苦い経験からのアドバイスも付け加えた。

一日目はそんな感じで講習を終え、ホテルに戻った。帰り際に、何人かのトレーナーから、声をかけられた。

「今日はありがとう。助かったよ」と。

潜伏期間七日目　一二月一四日

トレーニングも二日目でお互いに少し慣れてきたせいか、セッションの合間の休憩の時には、参加者からさまざまな質問を受けた。

「エボラの出血症状はどんな感じですか？」

「小児の救命率は低いけど、実際に診療していての感触は？　小児で特に気をつけないといけないことは？」

「現地でできる検査、治療に変化はありますか？」などなど。

それぞれの質問に、僕なりに精いっぱい、丁寧に回答した。とはいっても、僕の方が答えを聞きたいような質問も少なくなかったけれど。

トレーニングの参加者を見ていると、一カ月半ぐらい前の自分のことが思い出され、随分前のことのように懐かしく感じられた。

同時に、真剣に、真摯に、そして緊張の面持ちでトレーニングに参加する参加者を家族のような気持ちで見ている自分に気づかされ、彼らが無事に活動を終えられるようにと心から願わずにはいられなかった。

この時、僕の中に、僕が強制帰国させられた理由がぼんやりと浮かんできた。

プロジェクトのマネージメント・チームも、ここで連日トレーニングをしてスタッフを現地に送り出しているトレーナーも、治療センターで活動するスタッフのことをどこか家族のように感じているのかもしれないと。だからこそ、彼らを無事に家族のもとへ送り返すことを何よりも強く願っていたのではないかと。

カイラフンの治療センターの患者数が減少する中で、こどもたちの診療にのめり込んでいた僕が、予定活動期間を終える間際になって、疲れからくる集中力低下などによる取り返しのつかない事故を起こしてしまうかもしれないという危惧を持ったとしても、なんら不思議ではないように思えた。

なぜなら、自分で言うのもおかしいが、それくらい、当時の僕は活動に没頭していたからだ。

マッシモたちマネージメント・チームは、エボラと戦うこどもたちのことだけを考えて活動しようと願う僕を、なんとしても無事に家族のもとへと考えてくれていたのではないだろうか。一人でも多くの患者を救うことは何よりも重要なミッションであるが、スタッフを無事に家族のもとへ送り返すことも、それに劣らない大切なミッションであることは言うまでもない。

南スーダンから帰国したあと、目標を失い、どこかで価値ある死を含めて、苦しさから逃れる方法を探していた僕のことを、決して失ってはならない大切な同僚であり、かけがえのない家族のように思ってくれていた彼らが、苦渋の末に下した決断だったのではなかったかと初めて思えて、彼らへの感謝と申し訳ない気持ちが溢れた。

その日の夜は、アムステルダムに戻って以来初めて、穏やかな気持ちで眠りについた。

3　アンネ

潜伏期間八日目　一二月一五日

トレーニングを無事終え、ホッとして、これまでの緊張が解けたのか、ぐずぐずとホテルで一日を過ごした。そろそろ日本に帰る日を決めなければならない。

アムステルダムでは、エボラの活動から戻ったといっても、特別な制限を強いられることはなく、外出を含めてほとんど普通の生活が許されているが、日本に帰ればそうはいかない。

国境なき医師団日本の立場としては、発症までは感染力がないという事実を根拠として、通常の生活をして差し支えないと言ってはいるものの、潜伏期間中に勤務再開を許してくれるような病院はどこにもない。また自宅の近所の人たちはもとより、家族も、潜伏期間を終えてからの帰宅を望むケースがほとんどのようだ。

現行の日本政府のルールでは、入国管理局でエボラ蔓延国出国日を申告し、診察を受けたあと、毎日、一日二回、所在地と体温を報告することが義務づけられている。

そんな話を聞かされていたので、できるだけ長くアムステルダムに留まろうと考えていたが、持ってきた山本周五郎は全て読み終え、毎日ホテルで手持ち無沙汰にゴロゴロしているのにも飽きてしまった。何よりも、アムステルダムの「日本食みたいなもの」ではなく、本当の日本食を食べたいという欲求に勝つことはできず、直近で空席のある便のチケットを予約してもらい、一二月一九日発のルフトハンザでの帰国を決めた。

国境なき医師団日本では、家族や周囲への万一の感染を恐れるスタッフを気遣い、潜伏期間が終わるまで、事務局の近くにウィークリーマンションを借りてくれるという。そこで、搭乗する便、帰国日を事務局に連絡した。

潜伏期間九日目　一二月一六日

帰国前にもう一度、お世話になった人たちに感謝と別れを告げたくて、アムステルダムの事務局に行って各部門のオフィスを回って挨拶していると、見慣れた顔を見かけた。キム・ナヨンだった。キム・ナヨンは韓国出身の医師で、ＭＳＦ日本の理事を務めていたこともあり、気心が知れた仲だった。彼女も僕がアムステルダムにいることを知らなかったらしく、驚くと同時に再会を喜んでくれた。

韓国と日本の間には、慰安婦問題などそれぞれの国民がわだかまりを感じている部分があることは否定しないが、メディアやイメージに踊らされるのではなく、人と人として関わることができれば大きな友情を築けるのではないかといつも感じている。僕がこれまでＭＳＦを通して知り合った、キム・ナヨンや同じくＭＳＦ日本の理事だった医師のキム・ナムリョールは、僕が本音を話せる数少ない親友である。

ナヨンは、明日の飛行機でシエラレオネに向かうということだった。その夜は二人で食事を摂り、僕は、経験してきたことを全て彼女に伝えた。彼女のシエラレオネでの活動が安全で有意義なものになってくれることを切に願いながら。

潜伏期間一〇日目　一二月一七日

この日はアムステルダムの街を回って、息子たちと娘への土産とクリスマスプレゼントを探して歩いた。こどもたちの喜ぶ顔を想像しながら。

潜伏期間一一日目　一二月一八日

この日も冷たい雨が降っていた。出発までの二日間をどうやって過ごすか思案していた僕は、インターネットでアンネ・フランクが隠れていた家が博物館として公開されていると知り、思い切って出かけてみることにした。

これまで、シドニーのこども病院やタイのマヒドン大学熱帯医学校への留学や国境なき医師団の活動などで三〇カ国以上の国を訪れたが、僕は基本、観光が苦手で、パリには一〇回以上も行っているが、未だにエッフェル塔にも凱旋門にもルーヴル美術館にも行ったことがない。

国境なき医師団フランスの事務局があるバスティーユ（設立当初から二〇一九年まで、MSFフランスの事務局はバスティーユにあった）が僕の知るパリの全てだった。初めて活動に参加した二〇〇三年に、初めてパリを訪れた時の興奮は今でもはっきり記憶している。

一〇年以上の準備を経て、ようやく参加を許され訪れたバスティーユの国境なき医師団フランス事務局。ご存じの通り、フランス革命の口火を切ったバスティーユ牢獄のあったバスティーユだ。理不尽な世界に戦いを挑む国境なき医師団にふさわしい場所ではないかと思う。

そんな観光嫌いの僕だったが、アンネ・フランクが青春時代を過ごした家には少なからぬ関心があった。路面電車を乗り継いで辿り着いたアンネ・フランクの家（博物館）は小さな運河のほとりに立っていた。朝早くから、多くの人たちが列を作って開館を待っている。行列や人ごみは苦手だが、今回ばかりは辛抱強く待つことができた。三〇分ほどゾロゾロ並ぶと、博物館の入り口に辿り着いた。

博物館の中は、狭い廊下と急な階段で薄暗い狭い空間がつながれていた。そこにはアンネの直筆の日記が展示されていた。一つひとつを丁寧に見ながら先に進むと、本棚が隠し扉になっている先にさらに急な階段が続いており、そこがアンネの一三歳からの二年間の全てであった閉ざされた世界への入り口だった。

多感な時期を閉ざされた空間で過ごさなければならなかった彼女や家族の苦悩は、想像するに余りあるものだった。

一番広い展示室に辿り着くと、そこには、世界中の著名人の直筆のメッセージや映像が展示されていて、

「このような悲劇を二度と繰り返してはいけない」という言葉が溢れていた。

アンネと家族のここでの苦悩、そして収容所での死を思う時、このメッセージに何ら異論はないが、その一方で、違和感をおぼえずにはいられなかった。

彼らのメッセージが、アンネの悲劇をまるで過去のものとして捉えていて、すでに解決した問題のように扱っていると思ったからだ。

この本を書き終えようとしている二〇二二年は、未だコロナ禍にあり、東欧のウクライナではロシアとの戦闘が連日繰り広げられている。一方で、何年も内戦が続いているシリアやイエメンの状況が改善しているわけではなく、バングラデシュのロヒンギャの人々は先の見えない避難生活を続けている。シリアやイエメン、南スーダンやロヒンギャの問題は、アンネの悲劇と同様、過去のもの、遠い

世界のこととして片付けられようとしているのではないだろうか。

ウクライナで多くの民間人の死亡が確認され、戦争犯罪の可能性をメディアがこぞって報道しているが、たとえそれが真実だとしても、誰かが裁かれることはないだろう。戦争犯罪、人道法違反を裁くべき機関として国際刑事裁判所（ＩＣＣ）や国際人道事実調査委員会（ＩＨＦＦＣ）があるが、ＩＣＣに関していえば、ロシアばかりかアメリカでさえ締約していないため、仮に調査が行われても処罰は不可能であり、ＩＨＦＦＣに関しては当事国――今回のケースであれば、ウクライナとロシアの両国――の同意が得られなければ（片方の国の申し立てでは不十分）調査を行えない。

実際のところ、一九九一年に発足して以来、ＩＨＦＦＣはほとんど調査を行っていないという事実には、正直驚きを隠せない。

二〇一五年にアフガニスタンのＭＳＦの医療施設がアメリカ軍によって爆撃され、患者とその家族、ＭＳＦスタッフに多くの死傷者を出した。ＭＳＦは爆撃が始まって間もなく、アメリカ軍とアフガニスタン政府に対して、攻撃の中止を要求したが、その後も爆撃は三〇分近くも続いた。にもかかわらず、アメリカ政府の同意が得られなかったがためにＩＨＦＦＣによる調査は行われず、アメリカ軍独自の調査によって、series of errors（ミスが重なった）と一方的に結論づけられた。少し遡れば、大量破壊兵器の存在を根拠に行われたイラク戦争では、結局大量破壊兵器は見つからなかったが、戦争を仕掛けたアメリカの責任が追及されることはなかった。

「二度と繰り返してはならない」という言葉は、綺麗事《きれいごと》としか思えず、虚しく響くだけだ。

今更言うまでもないが、国連安全保障理事会の常任理事国である中国、フランス、ロシア、英国、米国は拒否権を有する。これら大国の利害の不一致によって、安全保障理事会ではさまざまな議案が否決され、実質的な機能不全を起こしており、結果的には大国が各々自分の都合のいいように振る舞い、問題を指摘、糾弾されれば、拒否権で逃げる。

アンネや家族が経験したような苦悩に、今、この瞬間もさらされている人々が、世界には数え切れないほどいる。その原因はさまざまであるが、世界で手を組んで解決しようという意志はどこにも存在していないと言っても過言ではない。

潜伏期間一二日目　一二月一九日

アムステルダムに戻って最初の晴天に恵まれたこの日、アムステルダム・スキポール空港を発ち、日本への帰途に就いた。

国境なき医師団の活動に参加するようになってから、随分長い歳月が過ぎた。その間、いくつかの活動に参加し、多くの人々の悲しみや苦しみを目の当たりにしてきた。

「人は自分の利害を離れて、他者の苦しみや悲しみに寄り添えるのだろうか」

それは南スーダンやシエラレオネでの活動に参加していた時、僕の脳裏に繰り返し浮かんだ問いであり、帰国から数年を経た今でも頭から離れない。

4 命の選択

南スーダンは、アフリカ中央部に位置する世界で一番新しい国で、三〇年以上の内戦を経て二〇一一年にスーダンから分離独立したが、独立から二年を経ずして再び内戦状態に陥った。医療はもちろん、教育も経済も、全てが破壊し尽くされているような状況だ。

二〇一六年七月には首都ジュバで戦闘が激化し、ＰＫＯ（平和維持活動）で現地入りしていた日本の自衛隊も二〇一七年五月末に引きあげることになった。

第一章（3喘ぎ　24ページ）にも書いたが、僕が現地に入った二〇一四年に、顔と胸に大やけどを負いながら炎天下を三日間自力で歩いて病院にやって来た七歳の少女の喘ぐような息遣いを忘れることはできない。

小学校に講演に行くと、この少女の話をしてからこどもたちに毎回こう尋ねている。

「東北や熊本の地震被害についてはみんなよく知っているのに、どうして南スーダンのことは知らないんだろう?」

五年生の男の子が手を挙げて「遠いし自分たちと関係がないから。それに何の得にもならないし」と答えた。

それを聞いていた隣の女の子が立ち上がり「線が引かれているから」と付け加えた。

「国境線のこと?」と尋ねると、その子は大きく頷いた。そこで僕は聞き返す。

「じゃあ、熊本のこどもたちの命と南スーダンのこどもたちの命に何か違いがあるかな?」と。

みんなは揃って首を横に振ると同時に、僕の初めの質問の答えを考え直している。

「あれ、おかしい。命の重さに違いはないのに、どうして熊本と南スーダンを区別してしまうのだろう?」と。

南スーダンは遠くて、熊本は近いのか? 少し乱暴な言い方だとは思うが、どちらもこどもの足で歩いて行ける距離ではないという意味では遠いはず。

「線」? 国境線は地図の上でしか見ることができないはずなのに、こどもたちは心の中でしっかりと線を引いている。そう。国境「線」は地図の上と私たちの心の中にしか存在しない。

私たちは、どこかを遠いと定義し身勝手な境界線を引くことで、その外で起こっていることに対する責任から逃れようとしているのではないか。

命の危険に見舞われ、家や祖国から逃げ出し暮らす人の数が、第二次世界大戦以降最大となる中、日本の難民認定数は極端に少ない。仕事やお金目当ての不法滞在者を排除するため、もしくは治安悪化の可能性を危惧するあまり、年間数十人しか難民を受け入れていない国、日本。

結果として、本当に命の危険を逃れて日本に助けを求めてきた人たちまで追い出していることは間違いない。

遠い、近いを考える時にいつも僕の脳裏に浮かぶ一編の詩がある。

「風」
遠くのできごとに
人はやさしい（中略）
近くのできごとに
人はだまり込む（中略）

遠くのできごとに
人はうつくしく怒る（中略）
近くのできごとに
人は新聞紙と同じ声をあげる（中略）

近くのできごとに
人はおそろしく
私たちは小さな舟のようにふるえた（後略）

（石川逸子《いつこ》　一部抜粋　詩集『子どもと戦争』より）

活動の多くが「遠くのできごと」と定義されがちな私たち国境なき医師団だが、「近くのできごと」も重んじ、勇気を持って向き合うことを大切にしているということをしっかり示していけたらと思う。私たちにとって、日本で起こっていることはアフリカや紛争地で起こっていることと同じように大切なのだから。

最終的に、重要なことは、近いか遠いかではなく、正しいか間違っているかではないだろうか。遠くだから許されて、近くだから許されないということは受け入れがたい。その逆もだ。

＊

「日本でも医師不足で困っている地域があるのに、なぜアフリカに行くのか」と日本の医師や一般の方々に時々聞かれるが、活動に参加し始めた頃の僕は明確な回答を持ち合わせていなかった。日本の場合は医師偏在で、アフリカは絶対的な医師不足だとしても、どちらも患者にとっては深刻な問題であることに変わりはない。

それなのに、日本ではなくアフリカに向かってきた僕のやってきたことは間違っているのだろうかというモヤモヤを解消してくれたのが、東日本大震災だった。

二〇一一年三月一一日。当直明けの僕はシャワーから出たところで、テレビの画面に映し出される光景を見て、すぐに現地に向かう準備をした。

翌朝、東京の事務局に入ると、そこには活動参加を希望する多くのスタッフが詰めかけていた。移動手段や薬剤の確保に時間を要し、派遣が思うように進まない中で僕が感じていたのは、「僕はこの日のために今まで国境なき医師団の活動に関わってきたのかもしれない」「今こそ、日本人として日本の人たちのために何かしたい」ということだった。

待機中のスタッフ皆が、同じ思いを口にしていた。

国境なき医師団のスタッフは、外国が好きで外国に行くのではなく、命の危機に瀕した人たちが待っているからそこに向かうのだということを改めて確認した。

被災地に入り、避難所で肩を寄せ合う人々、自分も被災者でありながら、ましてや家族の安否さえ定かでない中で被災者の診療に当たる現地の医療スタッフたちを前に、僕は命をかけてこの活動に当たろうと決意していた。

＊

一方、東日本大震災以来、僕は自分の中に厳然として存在していたにもかかわらず、その時まで考えることもなく存在にさえ気づかなかったある感情と向き合わざるを得ない状況に追い込まれた。

僕は、世界の現状や国境なき医師団について知ってもらうための試み、〝スクールキャラバン〟に関わっていた。国境なき医師団スタッフとともに小学校を訪問し、主に五年生や六年生を対象に、スライドや映像を見せて話をしたり、ワークショップやシミュレーションを行ったりするプロジェクトだ。その中の一つに、こういうものがある。

自分が国境なき医師団のメンバーとして活動をしている村で、村長の祖母と少年兵が同時に診療所に運ばれてきて、どちらも少しでも早く手術をしなければならない状況だとしたら、どちらを先に手術するかを考えてもらうというものだ。こどもたちはグループに分かれて話し合い、どちらを先に手術するかを決めて、その理由とともに発表するのだが、少年兵は多くの人を殺してきたはずだから、村長の祖母を先に手術するとか、おばあちゃんは先が短いけど、少年兵は将来があるので、少年兵を先に手術するなど、こどもたちなりにさまざまな理由を考え決断を下そうと必死になってくれる。

私たちが用意している答えは、手術の順序を決めるのは、その人の年齢や背景ではなく、純粋に医学的な緊急度によって判断する、というものだ。

同様の問いかけに、アフリカの村で毒ヘビに咬《か》まれた村長の娘とおじいさんが運ばれてきて、毒ヘビの抗毒素血清が一本しかない時、あなたならどちらの患者に抗毒素血清を投与するかというものもある。これに対する答えも前の問いと同じで、年齢や背景に関係なく純粋に医学的な緊急度、必要性を基に判断しなくてはならないというものだが、現実的にそんな状況に追い込まれた時に、果たして僕自身は完全に公平な医療を提供できるのだろうか。

毒ヘビに咬まれた人が、町の悪党と国境なき医師団の同僚だったとしたら。現地スタッフと日本人スタッフであったとしたら。

平常時に自分が、人種や国籍、身分や年齢で差別をするとは到底思えない。MSFは民族、宗教、政治にも中立だ。だから自分は平等で公平な医療を提供できていると思ってはいるが、目の前で外国人と日本人が傷ついていて、その病状に大きな差がなかったとしたら、日本人を選んでしまうのではないかという恐れは、東日本大震災以来いつも僕の中にある。

国境なき医師団で長く活動してきた僕が、こんな基本的なことに不安を感じているということを不思議に、もしくは不安に感じる読者がいるかもしれないが、皆さんがその場にいて当事者であったならどうだろう。目の前の患者が加害者と被害者で、被害者よりも加害者の治療を優先させなければならない可能性さえある。目の前の患者のどちらかが家族、我が子である可能性もある。

それでもあなたは一〇〇パーセントの自信を持って、純粋に医学的な理由のみで患者を選べると断言できるだろうか。

今回の西アフリカでのエボラ流行を突き詰めて考えると、シエラレオネのこどもたちを後回しにし、豊かな国の人々を優先したということにならないだろうか。

何十もの国籍のスタッフが、何十もの国籍や数限りない背景を持つ人たちを治療している国境なき医師団だからこそ、この恐れに常に意識を向けていなければならない。ここで触れたような状況に追い込まれることがないことを願いながら。

5　砂漠に水を撒く

今回、エボラの活動を振り返り、豊かな国々が幅をきかせる国際社会にとって、現地の人々の生死は問題ではなかったのか、自国に感染が拡大するかどうかだけが問題だったのか、結局は「己の損得」が全てなのかという疑問が頭を離れない。

「昨今、世界中に〝自分さえよければいい〟という空気が広がり始めている」とテレビのコメンテーターが繰り返しているが、果たして本当にそうだろうか。それは本当に昨日今日、始まったことなのだろうか。

こどもたちによく尋ねるもう一つの質問がある。

「どうして戦争はなくならないの？」

「意見が食い違うから」「宗教が違うから」「家族を殺された仕返しをするため」といった答えに交じって毎回のように出てくるのは、「戦争はお金になるから」という答えだ。言い換えるなら、「大人は、お金のため、自分の利益のために戦争をして人を殺している」となる。こどもたちが私たち大人をそんなふうに見ていることをご存じだろうか。

国境なき医師団の街頭募金で、「人道援助は砂漠に水を撒くようなものでしょ」と言われたことがある。戦争をやめなければ人道援助は無意味という意味だろう。だからといって、本当に援助をやめてもいいのだろうか。無駄のように思えても、誰かがやらなければならないこともあるはずだ。援助によって確実に助かる命、開ける未来があるのだから。

世界中から悲鳴が聞こえてくるようにさえ感じられる今だからこそ、勇気を持って声を上げ、行動を起こしていかなければならないと感じる。

僕には、世界を変えられるかどうかの最大の鍵は、「一人ひとりが自分の利害を離れて、他者の苦しみや悲しみに寄り添えるか」どうかにかかっているように思えてならない。

遠くのことには線を引き、近くのことには目を伏せる。そうして、我が身さえ傷つかなければいいと誰もが思うその先に、私たちはどんな世界を見るだろうか。

「自」と「他」の間に線を引かず、己の損得を離れて、「私たちは決してこんな世界を受け入れることはできない」と声を上げ、行動を起こすことができるだろうか。

望むと望まざるとにかかわらず、私たちが最終回答を求められる日は、すぐそこまで迫っているのかもしれない。

＊

答えの見つからない問いが、ビールと眠気でぼんやりする頭に浮かんでは消えた。それでも、僕は眠りにつけないいまま、離陸からおよそ一〇時間が過ぎようとしていた。

飛行機が高度を落とし始め、シートベルト着用のアナウンスとともに成田空港への着陸態勢に入った頃、僕はようやく眠りについた。

6　終わりと始まり

潜伏期間一三日目　一二月二〇日

成田空港に着くと、検疫所のスタッフ数人が飛行機から降りてくる僕を待ち構えていた。まるで海外から来るロックスターみたいだと思ったが、どちらかというと、麻薬を持ち込みそうな風貌でマークされている怪しい外国人といった具合だったかもしれない。

検疫所のオフィスに通され、体温測定を受け、発熱がないことを確認すると、気のせいか、検疫所のスタッフの表情がやわらいだように見えた。彼らにとっては、僕はまるで人の形をしたエボラウイルス？　のように見えているのかもしれない。

発熱していないこと、他にもなんら症状がないことを聞いて胸をなでおろしたに違いない。そこからはなごやかに、シエラレオネでの活動から健康状態に至るまでの詳しい聞き取りが行われた。およそ一時間で聞き取り調査と日本での潜伏期間中の滞在場所、潜伏期間中の生活上の注意、一日二回の体温と所在の報告について説明を受け、ようやく解放された。最後まで、彼らは僕の周囲二メートルには近寄ってこなかった。

空港から真っすぐMSF日本の事務局に向かうと、FHR（フィールド・ヒューマン・リソース：現地活動人事部）の勝野さんが、僕が残された潜伏期間一〇日ほどを過ごすウィークリーマンションに案内してくれた。彼は自分の家から、やかんや鍋、コーヒーまで用意してくれていた。彼にとってもエボラ帰りの僕と過ごす時間は落ち着かないものだったかもしれないが、「お疲れさま」という言葉とともに、彼の優しい気遣いが伝わってくる。感謝の気持ちがわき、日本に帰ってきたことを実感した。

その夜は、勝野さんが用意しておいてくれたカップヌードルを食べて休んだ。

潜伏期間一四日目　一二月二一日

帰国した翌日は、国境なき医師団日本事務局でのデブリーフィングが予定されていた。

事務局でFHR担当のカリンと、今回のミッションを振り返った。

彼女は以前、南スーダンから帰国後、心と身体のバランスを崩していた僕を気遣って、何度か連絡をくれていた。デブリーフィングの中で、今回、強制帰国になった本当の理由を知りたいと言うと、彼女はできる限りのことをしてみると約束してくれた。

昼前には予定していたデブリーフィングを全て終え、ウィークリーマンションに戻った。帰る途中で、餃子の〇〇に寄って、大好きな餃子を大好きなビールで流し込んだ。

宿舎に戻ってからは日記の整理をしたり、シエラレオネに残っているチームに激励のメールを送ったりしているうちに眠くなって、まだ明るいうちに眠ってしまった。

僕の拒食症と不眠症は、シエラレオネのこどもたちが治してくれたようだった。

潜伏期間一五日目　一二月二二日

事務局に来てもいいよと言われたが、行ってもすることもないため、宿舎で一日過ごした。

昼と夜は、歩いて数分の所にある餃子の〇〇へ行った。餃子サイコー。ビール、神。

潜伏期間一六日目　一二月二三日
昼と夜は、歩いて数分の所にある餃子の〇〇へ行った。餃子やっぱりサイコー。ビール、恐るべし。

潜伏期間一七日目　一二月二四日
昼と夜は、歩いて数分の餃子の〇〇へ行った。餃子、ほんとにサイコー。ありがとう、サッポロビール。

潜伏期間一八日目　一二月二五日
一二月二五日は長男の誕生日。朝の体温は三六・四℃。検疫所への電話を済ませると、僕は新幹線で自宅のある静岡に向かった。誕生日とクリスマスのプレゼントを置きにいくためだ。
平日だったため、予想通り、こどもたちは皆出かけていて、久しぶりの我が家は静まり返っていた。会えば、僕もこどもたちを抱きしめたくなるし、こどもたちが飛びついてきても困るので、あえて、こどもたちのいない時間を狙ったのだが、我が家に戻ってみると、こどもたちに会いたい気持ちが強くなってしまった。
後ろ髪を引かれる思いで、静岡をあとにする。

潜伏期間一九日目　一二月二六日
日記の整理、餃子の〇〇。

潜伏期間二〇日目　一二月二七日

日記の整理、餃子の〇〇。

潜伏期間二一日目　一二月二八日

日記の整理、餃子の〇〇。

潜伏期間終了

二一日間の自主隔離を終え、朝の新幹線に飛び乗って家に帰った。

飛びついてくるこどもたちを羽交い締めにしながら、シエラレオネのこどもたちのことが頭に浮かんできた。

今回の旅（ミッション）では、多くのこどもたち、そして母親、父親たちがエボラと戦う姿を間近で見てきた。戦い方は人それぞれだったが、皆、とても勇敢だった。

僕にできたことはほんのわずか、いや、何もできなかったようにも思う。ただそばで見ていたというのが、最も正確な表現かもしれない。戦いに勝利する人もいれば、戦いに敗れ、力尽きた人も少なくなかった。

そんな戦いを間近で見ていた僕は、活動が始まって数日もすると、南スーダンから帰国して以来、僕の心を占拠していた「生きることの意味とは？」という問いを忘れていた。

でも、生きることの意味を見出したわけではない。その答えは、今でもまだわからない。

死を意識しながら生きることの意味を問うという不健康な生活をやめさせてくれたのは、シエラレオネで出会ったこどもたちだったことは確かだ。トーマス、モハメド、イサトゥ、ソリー、ファットマタ、ジャミー、サオ・ムサ……。

彼ら、彼女たちに僕は生かされたようだ。

終わりは始まりであり、始まりは終わりなのかもしれないと思った。

多くの生命が天に召され、そして多くの生命が生まれ、つながれていく。

僕の終わりと始まりの旅は、まだもうしばらく続いていくようだ。

7　ヤブ医者

シエラレオネから帰国して二ヵ月を過ぎた頃、国境なき医師団日本の副会長として会議に参加したパリで、日本人の青年医師と食事をともにする機会があった。

彼は国境なき医師団での活動経験があり、ロンドンで公衆衛生を勉強したのち、パリで研究を行っている優秀な青年医師だった。彼が以前、国境なき医師団日本会長の黒﨑伸子先生（二〇一〇～一五年在任）と関わりの深い長崎大学熱帯医学研究所で研究をしていたつながりで、黒﨑先生が彼を呼び出し、僕を含めた国境なき医師団日本の理事三人とともに食事をする運びとなったのだ。

彼のことは名前を聞いた時には誰かわからなかったが、顔を見るとすぐに以前会ったことを思い出した。

二日間のハードな会議を終えた直後でもあり、僕は大好きな生ビールを一杯、二杯と飲み干していた。

国境なき医師団で働いた経験を持つとなれば、皆、同志のようなものだ。ましてや異国で一人、研究をすることの厳しさは並大抵ではないはずだと、シドニーのこども病院に留学経験のある僕は思っていた。だから、彼の近況を聞きながらおいしい酒をともにしていた。

僕がエボラの活動に参加したという話から、日本で開発されたエボラの新薬に話が及んだ。なす術《すべ》なく死んでいくこどもたちを目の当たりにしていた僕は、エボラに対する効果や危険性が十分に実証されていないとしても、何らかの効果を得られる可能性があって、使用が許可されるならば、ぜひ使いたいというような内容の発言をした。

その時、彼の表情は一変し、「効果や危険性が実証されていない薬を使うということは医師の倫理に反しませんか？」と言った。そして、「『Do no harm』という医師として最低限の倫理が失われるのではありませんか」と続けた。

Do no harm、たとえその治療により病気を治せないとしても、決して害は与えないという医師としての大原則を持ち出して、僕の考えを否定したのだ。

彼の厳しい口調に驚きはしたが、死んでいったこどもたちの顔が脳裏から離れない僕は、何もしなければ確実に死んでいくこどもたちが、わずかでも助かる可能性があるなら、使いたいと繰り返した。可能な限りのインフォームド・コンセント（本人、家族に有効性や安全性、危険性を十分に説明し同意を得ること）を行い、何もしなければ必ず死ぬという場合のみを前提として言ったつもりだったが。いずれにしても、たとえ悪魔に魂を売っても、なんとかしてこどもたちの命を救いたいという気持ちを訴えた僕の発言は、厳格な医療倫理を掲げながら、日々真摯に研究に取り組む若き医師に問い詰められる状況を生んでしまった。だが、事細かく釈明しようという気持ちにはならなかった。試しに薬を使ってみたいというような好奇心や、研究に加わって手柄を上げたいなどという功名心はこれっぽっちもないからだ。

僕が悪びれず釈明しようとしなかったせいだろう。彼の声はやや大きくなり、「危険性が疑われる薬を、実証もされていない効果のために使うなんていうのは、ヤブ医者のすることだ、そんな人が国境なき医師団の副会長を務めるなんてあり得ない、いや、あってはならない」と続けた。それを静かに聞いていた黒﨑先生は、これ以上険悪な雰囲気にならないようにと、僕たち二人をなだめてくれた。

僕はたしかに名医ではないし、どちらかといえばヤブ医者の部類だと思う。そうではあっても、ここまで面と向かってヤブ医者呼ばわりされたことはなかったため、さすがに頭に血が上るのを感じた。だが、不思議と僕が声を荒らげることはなかった。僕は泣き虫のくせに気が短く、喧嘩《けんか》っ早いところがあるにもかかわらず、この時は至極冷静だった。なぜだろう。

それは、実際のところ、僕自身が彼の言うことに完全に同意していたからなのだと思う。彼の言うことは一〇〇パーセント正しい。そんなことはわかっていた。それでも、シエラレオネで救えなかった命を思うと、その悔しさから、教科書に書かれている医の倫理や大原則を、手放しで受け入れることができなかった。

僕は彼に、「思うことをはっきり言ってくれて、とても気持ちがよかった。また機会があったらお会いしましょう」と声をかけた。彼も落ち着いた声で、「よく考えてみてください」と言った。

南スーダンやシエラレオネなどの国々で多くのこどもたちの生命と向き合い、救えない数々の生命に圧倒されながらも、次こそはと諦めずに何度もなんども立ち向かってきた。そんな経験の結果、僕の中から迷いがなくなったように思う。たとえわずかな可能性であったとしても、生命を救うために全ての可能性にかけること。その信念は、誰かに何か言われたからといって揺らぐものではなかった。

南スーダンやシエラレオネで、何もしてあげられずに死んでいったこどもたち、治す目処さえ見つけられないまま逃げるように帰国した自分。彼らの顔を思い浮かべる時、自分が医師として追及されるかもしれない責任や立場はおろか、医師としての倫理さえ、彼らが助かるかもしれないわずかな可能性のために放り出しても構わないとさえ思える。

僕は間違っているかもしれないけれど。

万が一にも誤解があってはいけないので書くが、国境なき医師団が効果や危険性の実証されていない薬を使っているわけでは決してない。国境なき医師団は、医療倫理を固く遵守している。だから、国境なき医師団も僕も、現場で医療倫理を犯すことはない。


翌日には日本に帰国したが、帰りの飛行機の中でも、日本に戻ってからも、彼から言われた、「ヤブ医者」という言葉が想像以上に深く僕の心に刺さっていた。

なぜだろう、なぜここまで僕の心に刺さったのだろうかと考えていて、ハッとした。

「ヤブ医者」という言葉が、南スーダンに残してきたこどもたちから吐き出されたように感じられたからだ。荒廃した国、終わらない紛争、限られた医療資源を言い訳にしていたが、その理由が何であれ、僕の力不足でこどもたちを死に至らしめ、また治療の目処さえ見出せなかったことは事実だった。

何も言わずに死んでいったこどもたち、病気が治っていないのに置き去りにして帰る僕に手を振ってくれたこどもたちからの言葉だったのだと、やっと気づいた。

思いもよらなかった青年医師との口論が、もっと努力しなければならない、もっと勉強しなければならない、一つでも新しい技術の修得に努めなくてはならないということに、改めて気づかせてくれたのだった。


パリから帰国してまもなく、日本事務局のカリンからメッセージが届いた。帰国後のデブリーフィングで、僕が「強制帰国になった理由が何か別にあるなら、知りたい」と言ったことを忘れずに、根気強くアムステルダムの関係者に連絡を取ってくれていたようだった。
そして、その回答が来たという連絡だった。添付されたアムステルダムのディレクターからのメッセージには、こう書かれていた。

親愛なるヒロへ

カイラフンにおいて、あなたを強制帰国させるという決定は、新しい治療センター立ち上げのために多忙を極めていたマネージメント・チームによる判断であり、その理由として、不適切な注射針の処理や、カイラフン治療センターの患者数の減少、あなたの疲労度などが挙げられており、今、振り返れば、再考の余地があったかもしれないが、当時の危機的な状況下で下された判断であり、アムステルダム本部としては、その決定を改めて支持する。

しかしながら、今後、あなたが私たちのチームの一員として再び活動に参加なさる機会があるならば、エボラの活動を含めて、私たちはあなたの参加を心から歓迎する。

オペレーション　センター　アムステルダム

それから一カ月後、僕は国境なき医師団日本の総会で会長に選出された。
ヤブ医者は、一身を投げ打つ覚悟でその重責を引き受けた。
これまでの後悔を晴らし、救えなかったこどもたち、そして僕を救ってくれたこどもたちに報いるためにも。

おわりに

シエラレオネから帰国して、すでに七年以上の歳月が過ぎた。本文の最後に、国境なき医師団日本の会長に選出されたと書いたが、その会長職も五年の任期を終え退《しりぞ》いた。その後の二年間は小児科医の仕事、家事、育児、母の介護に追われる日々を過ごしたが、二〇二二年一月に母が他界し、少し時間的に余裕ができたため、今はこれからの人生について想いを巡らせている。

人生はしばしば旅に喩《たと》えられる。

僕もそう思う。

この世に生まれてから最期の時を迎えるまで、多くの人と出会い、多くの人と別れ、多くのものを手にし、多くのものを失う。少しばかりの喜びと抱えきれないほどの悲しみは、まるで旅を彩るデコレーションのようにさえ思える。

最近思うのは、人生が旅なら、日常の一日一日もまた、旅だと考えたらどうだろうかということだ。たとえば旅先で雨が降ると、「雨の鎌倉は落ち着いていていいなあ」なんて自分に暗示をかける人も多いのではないだろうか。せっかくの旅だから、と。

余談だが、実は僕は雨の日の登山が大好きだ。レインウエアのフードに当たる雨音と、ザクザクという自分の足音だけを聴きながら森の中を歩いていると、野生動物に仲間入りしたようでうれしくなる。

それはさておき、ありふれた日常でも、雨だからと愚痴を言わずに良い方に目を向けて暮らせたら、毎日がもっと輝いて見えるはずだ。

旅先から戻ると、「何事もなく帰って来れて良かったね」と家族で顔を見合わせる。だが、考えてみれば、私たちは日々、仕事場や学校に出かけ、うれしいことやつらいことに遭遇しながらも何とか一日を乗り切って家に帰ってくるわけだ。それを旅から戻って来たのと同じだと思えば、夜、家族が揃って囲む食卓は、今よりも特別なものになるのではないだろうか。

死に場所探しの旅のようでもあったシエラレオネ行きで、僕はエボラと戦うこどもたちに励まされ諭されて帰国した。帰国後、放置していたPTSDが時折頭をもたげるように、生きることについて考え込み塞《ふさ》ぎ込んでしまうこともあったが、シエラレオネで出会ったこどもたちに救われたこの生命を粗末にはできないと思いながら生きてきた。

生命にははじまりと終わりがあるが、実は、その終わりはプツンと何かが途切れてしまうようなものではなく、その人の思いや周りの人たちとの関わりによって、次の世代や周りの人たちの生命に引き継がれていくのではないだろうか。そういう意味では、誰かの生命の終わりは誰かの生命の新しい一ページに続いているように思う。

本書のカバーは、シエラレオネから帰国する日の夕方に、僕自身がシエラレオネのとある砂浜で撮影したものだ。雲の切れ間から差す夕日を受けて静かに広がる大西洋。絶え間なく寄せては返す波は、切れ目なく繋がれる生命のようにさえ思えた。

筆をおく前にこの場をお借りして、謝意を伝えたい方が沢山いる。

至らない僕を笑顔で励ましてくれた、僕が診たこどもたちとそのご家族。あなたたちの笑顔のおかげで、酷暑も連夜のオンコールも、苦手なキャッサバ料理も乗り越えることができました。

国境なき医師団で現地活動を共にしたスタッフの皆さん、いろいろご迷惑をおかけしました。皆さんの支えのおかげで多くのこどもたちに笑顔を取り戻すことができました。そして僕を無事に日本に送り返してくださったこと、感謝しています。

日本で、世界で活動を支えてくれる事務局スタッフの皆さん、あなたたちがいなければ僕は現地に辿り着くこともできなければ、必要な薬を必要な時に使うこともできません。

そして、国境なき医師団の活動を支援してくださる支援者の皆さん。会長を引き受けた時、すべての支援者にお会いしてお礼を伝えたいと思いましたが、日本だけでも三〇万人以上もいると知って諦めました。人道援助活動は日々、無力感との戦いでもあると言った僕に、「一人じゃないよ」「いつも応援していますよ」と言っていただいたこと、生涯忘れません。

最後になってしまったが、国境なき医師団日本事務局を通じて、はじめに執筆のお話をいただいて以来七年もの長い間、原稿書きが遅々として進まない僕を、「新しい原稿、楽しみにしていますよ」と忍耐強く励ましてくださったフリー編集者の河井好見さんに心からの感謝を伝えたい。河井さんが担当してくれなかったら、この本が完成することは決してなかっただろう。正直、何とお礼を言って良いかわからない。

二〇二二年四月、母の喪が明ける四十九日を待って、僕は再び国境なき医師団の活動に加わり、ウクライナに向かった。ウクライナで出会った人々は家族と国を守るために必死に戦っていた。そんな中でも、多くの人々が僕のことを家族のように迎えてくれた。

師走を迎え、慌ただしさが増すとともに、一気に冷え込みが強くなってきた。七年前にシエラレオネから帰国して、餃子の〇〇に通った日々のことが懐かしく思い出される。一方で、マイナス二〇℃にもなると言われるウクライナで、燃料不足や停電が繰り返される中、厳しい冬を迎えている現地の人たちのことが気がかりで、意味もなく、暖房をつけずダウンを着込んで夜を過ごしてみたりしている。何の意味もないとわかってはいるが。

どうか皆さんの旅が、多くの喜びに満たされますようにと願いながら。

二〇二二年一二月　　　　加藤寛幸

加藤寛幸

（かとう・ひろゆき）

小児科医。人道援助活動家。1965年、東京都生まれ。北海道大学中退、島根医科大学（現・島根大学医学部）卒。シドニー・ウエストメッドこども病院、静岡県立こども病院などで小児救急、小児集中治療に従事。タイ・マヒドン大学にて熱帯医学ディプロマ取得。2003年より国境なき医師団の活動に参加し、アフリカやアジアの他、国内の災害支援にも従事。2015年～2020年、国境なき医師団日本会長。2022年、ウクライナでの活動に参加。

生命《いのち》の旅《たび》、シエラレオネ

2023年2月28日　第1刷発行

著　者　加藤寛幸《かとうひろゆき》

発行人　清宮徹

発行所　株式会社ホーム社
〒101-0051
東京都千代田区神田神保町3-29共同ビル
電話　編集部　03-5211-2966

発売元　株式会社集英社
〒101-8050
東京都千代田区一ツ橋2-5-10
電話　販売部　03-3230-6393（書店専用）
読者係　03-3230-6080

印刷所　凸版印刷株式会社
製本所　加藤製本株式会社
本文組版　有限会社一企画

Inochi no tabi, Sierra Leone

ISBN 978-4-8342-5371-9　C0095